健康診断で中性脂肪値が高めの人が読む本

- 偏った食事
- お酒
- 運動不足
- ストレス
- 病気や薬
- 加齢
- 遺伝

東京逓信病院 副院長兼内科部長（内分泌・代謝）
宮崎 滋
Shigeru Miyazaki

medical examination

Levels of neutralfat

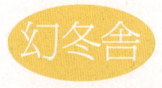

幻冬舎

はじめに

健康診断で中性脂肪値が高いと診断されたものの、自覚症状がないため、ほうっている……こんな人もいるのではないでしょうか？ そのまま放置していると、内臓に脂肪がたまりはじめ、メタボリックシンドロームになります。

メタボリックシンドロームは、中性脂肪値が高いだけの状況と比べ、心臓・脳の病気を発症する危険性を何十倍にも高める危険因子の塊《かたまり》です。危険因子を増やさないためにも、今から改善にとりくむことが大切です。

中性脂肪は、コレステロールと違い遺伝によって数値が高まるということはあまりありません。数値が高くなる原因は生活習慣、とくに食事にあります。食事を改善することで数値は元に戻せます。

ただし、単純に「中性脂肪の多い油ものを食べなければ大丈夫」と、いうわけではありません。

ご飯やお菓子など、油と結びつきにくい食品であっても、含まれる成分が体内で中性脂肪につくりかえられます。

本書は、とくに中性脂肪値の高い人にみられる５つの「食べぐせ」をあげ、原因と改善法を紹介しています。

本書を通して、みなさんが中性脂肪について正しく理解され、数値改善にとりくんでいただければ幸いです。

東京逓信病院
副院長兼内科部長(内分泌・代謝)
宮崎　滋

—健康診断で中性脂肪値が高めの人が読む本　目次—

第1章 どうして中性脂肪値が高くなるのか。原因を探る

数値を高める原因とは

生活習慣の乱れが中性脂肪値を高める……8

ライフスタイルをチェックしてあなたの原因をつきとめる……10

食生活が原因

「偏った食事」のエネルギーが脂肪としてたまる……12

「お酒」は肝臓の脂肪を増やし、肥満体・脂肪肝にする……14

その他の生活習慣が原因

「運動不足」によって消費されない中性脂肪が脂肪を増やす……16

「ストレス」が多いとホルモンが働き、中性脂肪が増える……18

避けられない原因

「病気や薬」が、中性脂肪値を高めることもある……20

「加齢」で基礎代謝が落ち、脂肪がたまりやすくなる……22

「遺伝」によって中性脂肪値が高くなる……24

第2章 内臓に脂肪がたまると病気を招く

中性脂肪が招く病気

中性脂肪値を高いまま放置すると、医師の助けが必要な病気にかかる……26

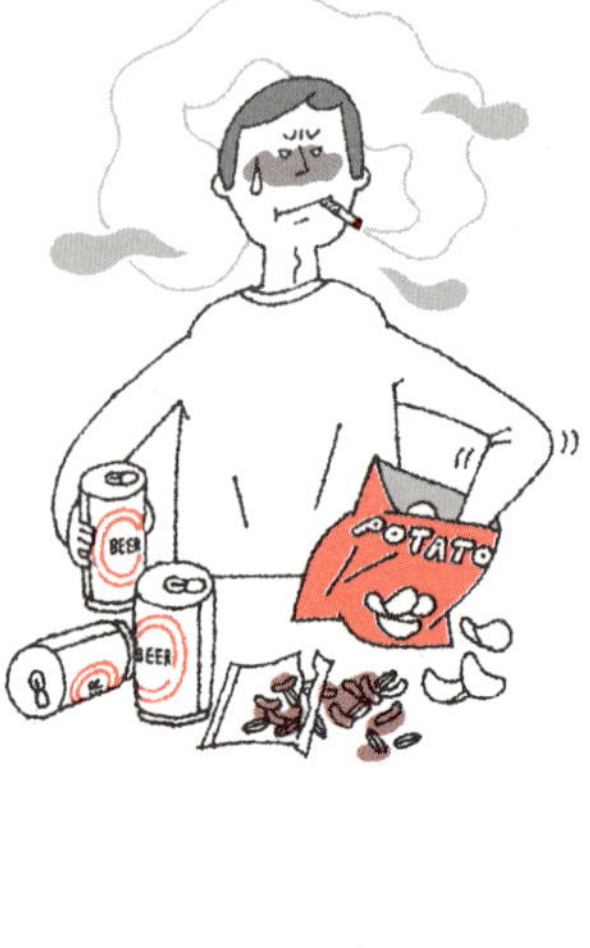

メタボリックシンドロームとは
〝メタボ〟で中性脂肪値の高い人は病気の危険度が増える……28

内臓脂肪
内臓脂肪は悪い物質を分泌し、生活習慣病を招く……30

脂肪の悪影響① 脂質異常症
脂質異常症をほうっておくと、動脈硬化が進む……32

脂肪の悪影響② 高血圧
脂質が血流を妨げたり、血圧を上げる物質を分泌する……34

脂肪の悪影響③ 高血糖
脂肪が血糖値を正常にする働きを妨げ、糖尿病を引き起こす……36

メタボの招く病気 動脈硬化
〝メタボ〟体型の人は動脈硬化を起こしやすい……38

動脈硬化はたばこで悪化する……42

●Column●
脂肪が招く肝臓・腎臓・膵臓《すいぞう》の病気……44

第3章 改善をはじめる前に。中性脂肪の基礎知識を得る

Q 中性脂肪って何？ どのような働きをしているの？……46

Q 診断書に「中性脂肪」と記されていません。どこをどうみれば良い？……48

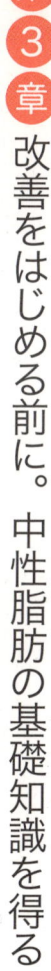

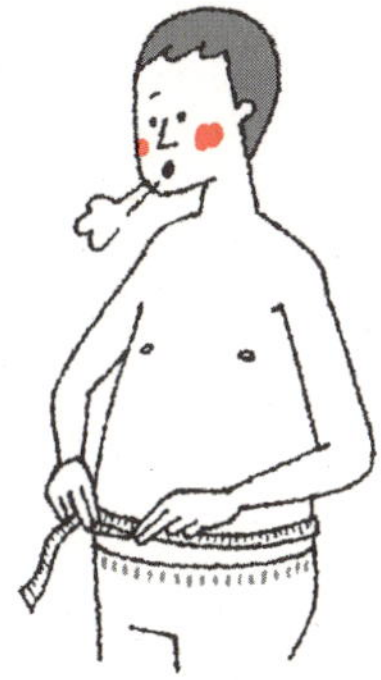

Q LDLコレステロール値も高いのですが、どんな関係がありますか？……50
Q 中性脂肪値が高く、HDLコレステロール値が低いのですが、大丈夫ですか？……52
●Column● 食後、約12時間かけて中性脂肪値は元に戻る……54

第4章 中性脂肪値を食事で下げる

食事の改善 自力で数値を下げるにはまず食べすぎと偏食をやめて……56
改善ポイント① 自分に必要な適正摂取エネルギーを知る……58
改善ポイント② 食べぐせをなおし、食事のバランスを整える……60
Case Study① 油ものを食べすぎるタイプ……62
Before 揚げもの大盛りにマヨネーズ系小鉢。油がおかずになっている……64
After 油を使わない調理品を選択。野菜を加えて食材の脂質を排出……66
Case Study② 主食を食べすぎるタイプ……68
Before 中華料理は高エネルギー。〝ダブル主食〟はエネルギーオーバーに……70
After 主食は1品に。メイン料理で野菜をとる……72
Case Study③ 甘いものを食べすぎるタイプ……74
Before メインがケーキとマカロンに。脂質と糖質のとりすぎ……76

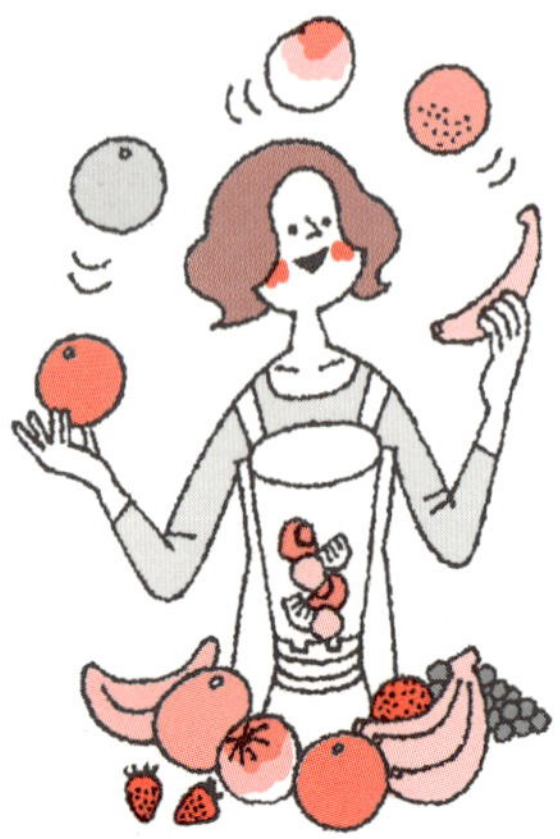

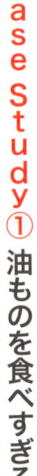

After 主食、主菜、副菜をきちんととって〝スイーツ欲〟をおさえる……78

Case Study④ くだものを食べすぎるタイプ……80

Before 一見バランスの良い献立。かくれた糖質をとりすぎる……82

After くだものは1日100〜200gまで。ビタミン類はパンや野菜からもとって……84

Case Study⑤ お酒を飲みすぎるタイプ……86

Before お酒だけで1食分、おつまみが加わると1日分のエネルギーに……88

After 原則禁酒を心がけて。おつまみはヘルシーなものを……90

●Column●

消費者庁認定の「特定保健用食品」を上手に利用する……92

第5章 運動や生活改善で数値の上がりにくい体質に

運動&ストレス解消

運動とストレス解消で中性脂肪値を下げ、体質をかえる……94

運動をはじめる前に

歩くことで脂肪を燃焼。筋肉をつけて基礎代謝も上げる……96

減らすべき脂肪量の目安は現体重×5〜10%……98

運動をはじめよう！朝……100

運動をはじめよう！昼……102

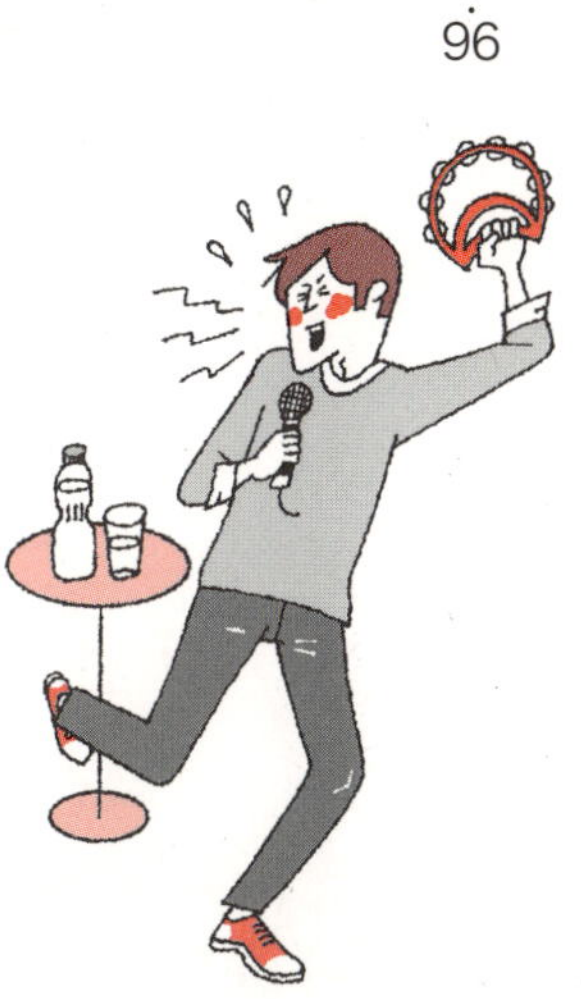

運動をはじめよう！ 夜……104

ストレス解消

不眠はイライラのサイン。安眠を心がけ、ストレスを解消する……106

半身浴でリラックス状態に。気分転換に香りをつける……108

大声を出すことでストレス解消。腹式呼吸で脂肪も燃焼する……110

禁煙

〝メタボ〟気味の人は禁煙で動脈硬化を防ぐ……112

●Column●

「禁煙外来」では自分に合った禁煙方法を医師が教えてくれる……114

第6章 自力で下げられない人は医師のサポートを受けて

病院でのサポート

中性脂肪値が気になる人や改善後の数値を知りたい人は病院へ……116

薬物療法

薬物療法では脂質異常を改善する薬を処方される……118

「食せいかつ日誌」をつけ、生活を振りかえる……120

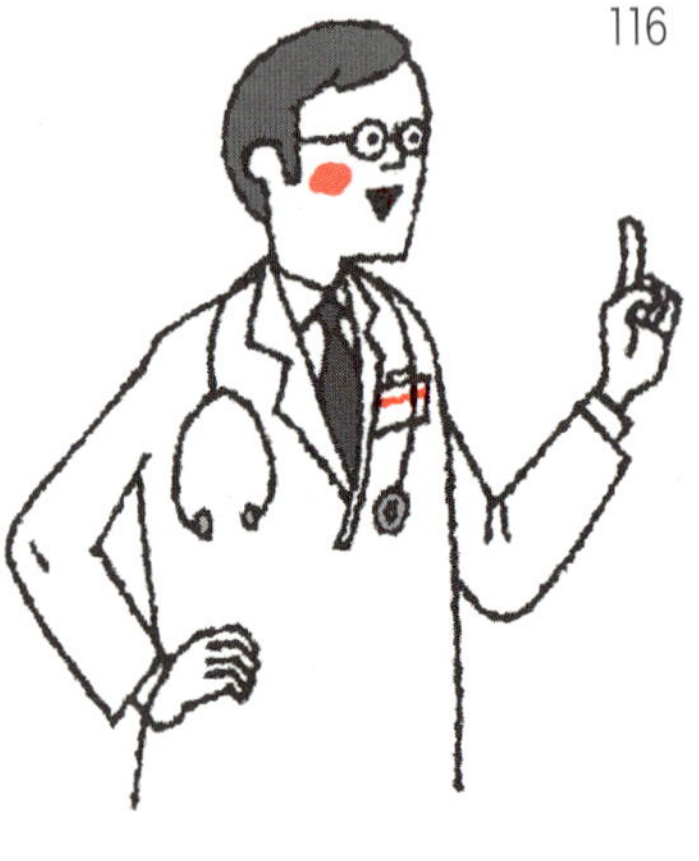

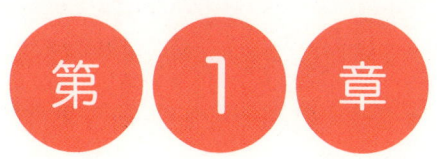

第1章

どうして中性脂肪値が高くなるのか。原因を探る

中性脂肪値は、生活の乱れや加齢など、
さまざまな原因から高くなります。
ライフスタイルを振りかえり、
あなたの抱えている問題点を
チェックしてください。

数値を高める原因とは

生活習慣の乱れが中性脂肪値を高める

◆中性脂肪を増やす７つの原因◆

食生活が原因

偏った食事

揚げものが好き、主食の量が多い、甘いものが欠かせないなど、偏った食事が中性脂肪を増やしている。

お酒

アルコールの飲みすぎは、中性脂肪値を上昇させる。おつまみを食べすぎると、エネルギーが増え、肥満を招く。

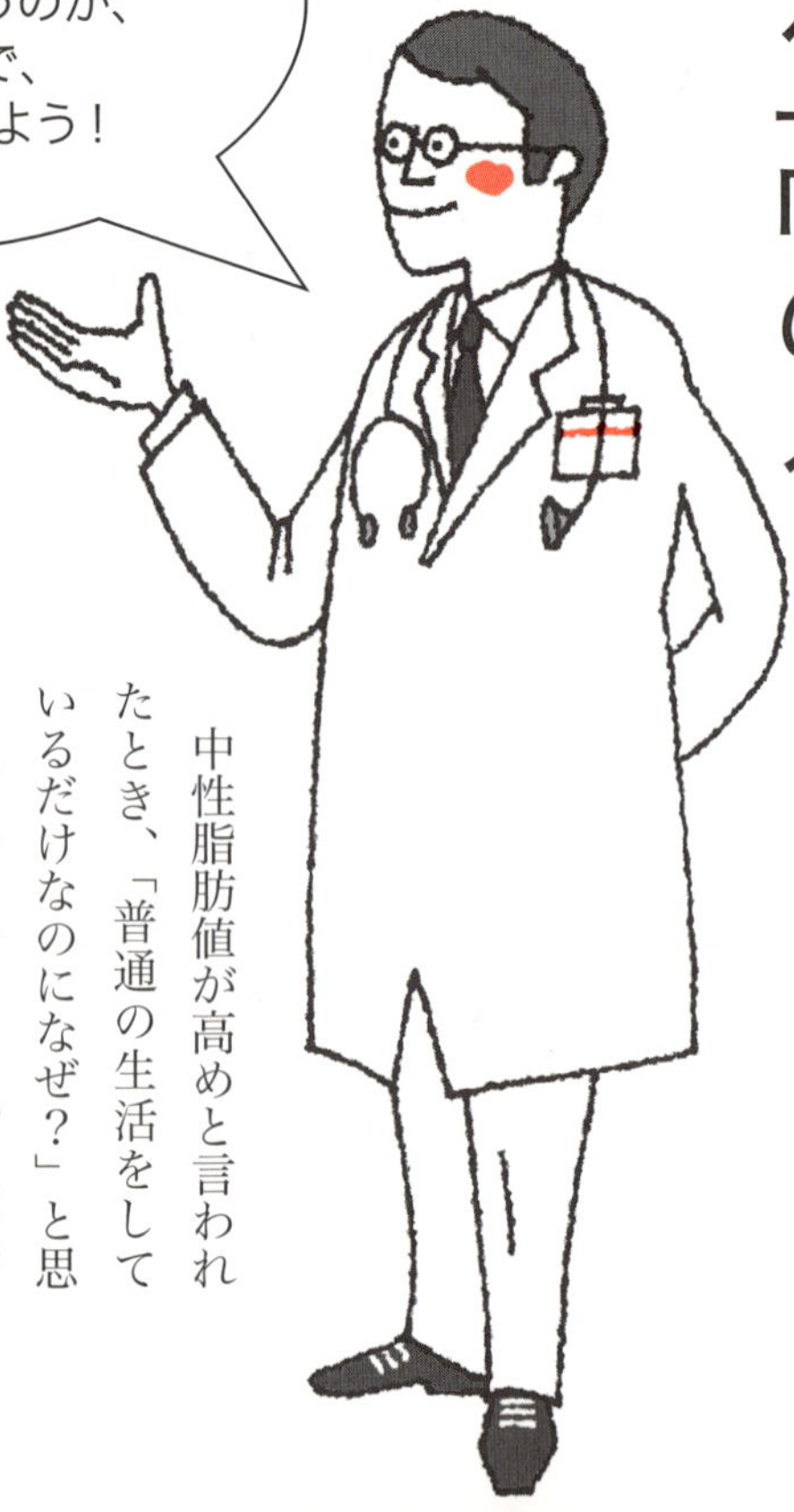
あなたの中性脂肪値は何が原因で高くなってしまうのか、P10 ～ 11 で、チェックしてみよう！

中性脂肪値が高めと言われたとき、「普通の生活をしているだけなのになぜ？」と思う人も多いでしょう。生活習慣にかくされた問題は本人にとって当たり前のことなので、気づきにくいものです。

　中性脂肪値が高くなる最大の原因は、偏食や食べすぎ、お酒の飲みすぎといった不健

その他の生活習慣が原因

運動不足
運動不足は、お腹の内臓のまわりに脂肪をつけ、肥満体をつくる。内臓脂肪が多いと中性脂肪が増加し、動脈硬化を促進してしまう。

ストレス
ストレスが強いと血糖値を上昇させるホルモンが分泌され、中性脂肪が多くつくられる。また、ストレスによる飲酒や過食が肥満を招くことも。

避けられない原因

病気や薬
糖尿病や甲状腺《こうじょうせん》機能低下症などの病気を抱えていたり、ステロイドホルモンなどの薬を長期にわたって服薬すると、中性脂肪値が上がってしまうことが。

加齢
年を重ねるにつれ、基礎代謝量が落ちる。脂肪がたまりやすくなり、中性脂肪値も高くなる。女性は閉経後に上昇しやすいので要注意。

遺伝
生活習慣にかかわらず、遺伝的に中性脂肪値が高い人がいる。若いうちから極端に中性脂肪値が高い場合や家族にも同様の人がいる場合は、可能性大。

康な食生活。運動不足やストレスも中性脂肪値を高める要因になります。

　中性脂肪値が高いままほうっておくと、重大な病気を招いてしまいます（P26参照）。

　食生活やその他の生活習慣は、心がけしだいで改善できます。自分で中性脂肪値を下げ、病気を防ぎましょう。

病気や薬、遺伝など避けられない原因のことも

　ただ、なかには避けられない原因もあります。例えば、病気や治療薬の影響、加齢、遺伝的な要因などです。これらの場合、必要に応じて医療機関で適した治療を行うことがあります。

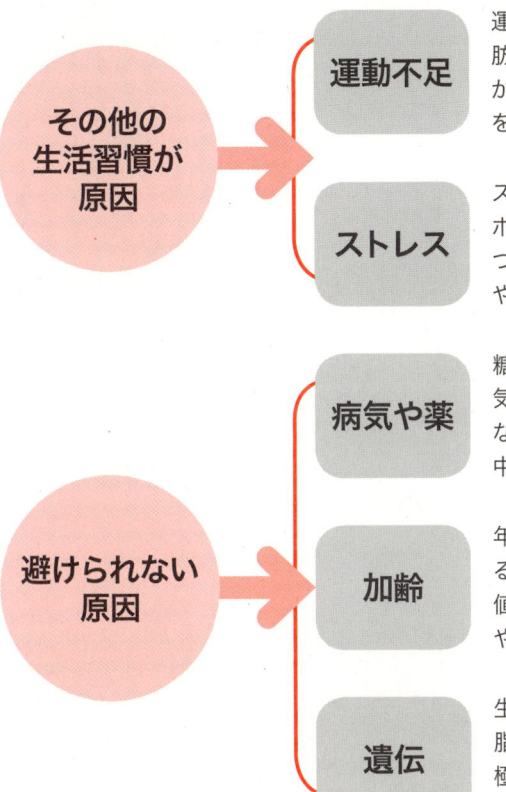

あなたの原因をつきとめる

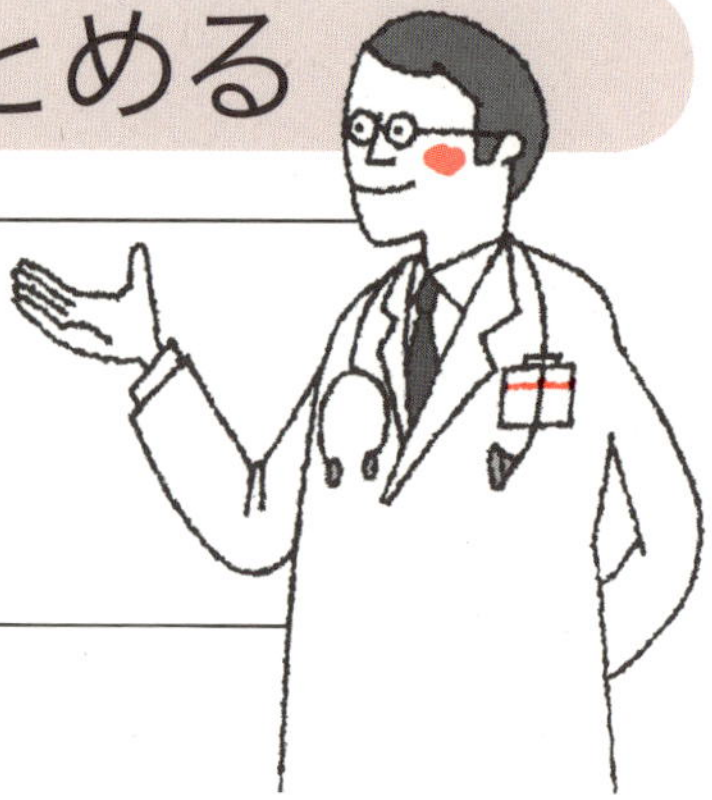

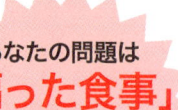

自分に当てはまる項目をチェック

チェックが多くついたグループが、
中性脂肪値を高める原因です。
さらに詳しく知りたい人は説明ページへ。
数値を下げたい人は改善ページを読んで。

食生活が原因

- □油っこくて濃い味の料理（中華料理など）が好き
- □スイーツが好き
- □ご飯はたいていおかわりをする
- □小腹がすいたら何かを食べる
- □くだものを主食にしている

あなたの問題は

「偏った食事」

▼

説明はP12
改善はP56～

- □週に２日以上お酒を飲む
- □お酒が好き
- □いつも飲みすぎてしまう
- □おつまみをたくさん注文する

あなたの問題は

「お酒」

▼

説明はP14
改善はP56～

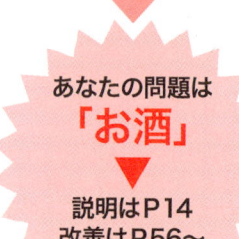

ライフスタイルをチェックして

その他の生活習慣が原因

- □ 移動手段は車やバス。あまり歩かない
- □ 電車に乗るとまっ先に座ろうとする
- □ 駅内はエスカレーターで移動
- □ ここ最近スポーツをした記憶がない

あなたの問題は
「運動不足」
▼
説明はP16
改善はP94～

- □ 眠れない日が多く、すっきり起きられない
- □ 脱力感を覚える
- □ 緊張状態が続いている
- □ 食欲がわかない

あなたの問題は
「ストレス」
▼
説明はP18
改善はP106～

避けられない原因

- □ 糖尿病を患っている
- □ 肝臓や腎臓の病気を患っている
- □ 決まって飲んでいる薬がある

あなたの問題は
「病気や薬」
▼
説明と改善は
P20

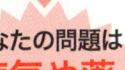

- □ 30歳以上である
- □ 女性で閉経している

あなたの問題は
「加齢」
▼
説明と改善は
P22

- □ 家族に中性脂肪値の高い人がいる
- □ 心筋梗塞《こうそく》や脳梗塞を患った親類がいる

あなたの問題は
「遺伝」
▼
説明と改善は
P24

食生活が原因

「偏った食事」のエネルギーが脂肪としてたまる

中性脂肪値が上がる一番の原因は食事です。中性脂肪は、食後に体内でつくられ、エネルギーとして利用されます。余った分は脂肪としてたまります。

中高年になるとお腹が大きくなる人が多いですが、これは加齢によってエネルギーの代謝が落ちるため。脂肪の元凶は余った中性脂肪なのです。

◆中性脂肪が体内にたまる理由◆

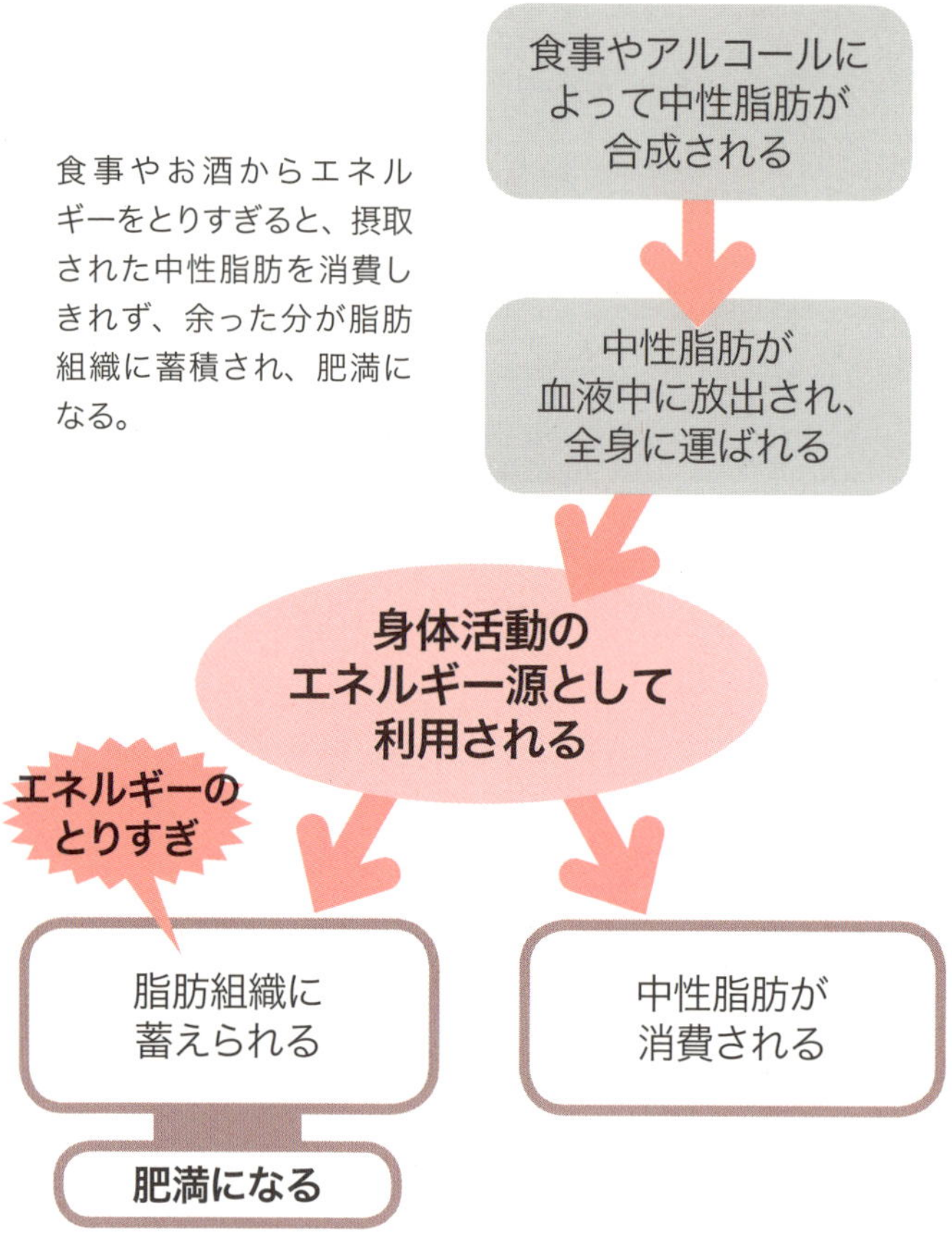

食事やアルコールによって中性脂肪が合成される
中性脂肪が血液中に放出され、全身に運ばれる
身体活動のエネルギー源として利用される
エネルギーのとりすぎ
脂肪組織に蓄えられる
肥満になる
中性脂肪が消費される

食事やお酒からエネルギーをとりすぎると、摂取された中性脂肪を消費しきれず、余った分が脂肪組織に蓄積され、肥満になる。

5つの食べぐせが中性脂肪を増やす

エネルギーのとりすぎは中

◆偏った食事は肥満体の基盤をつくる◆

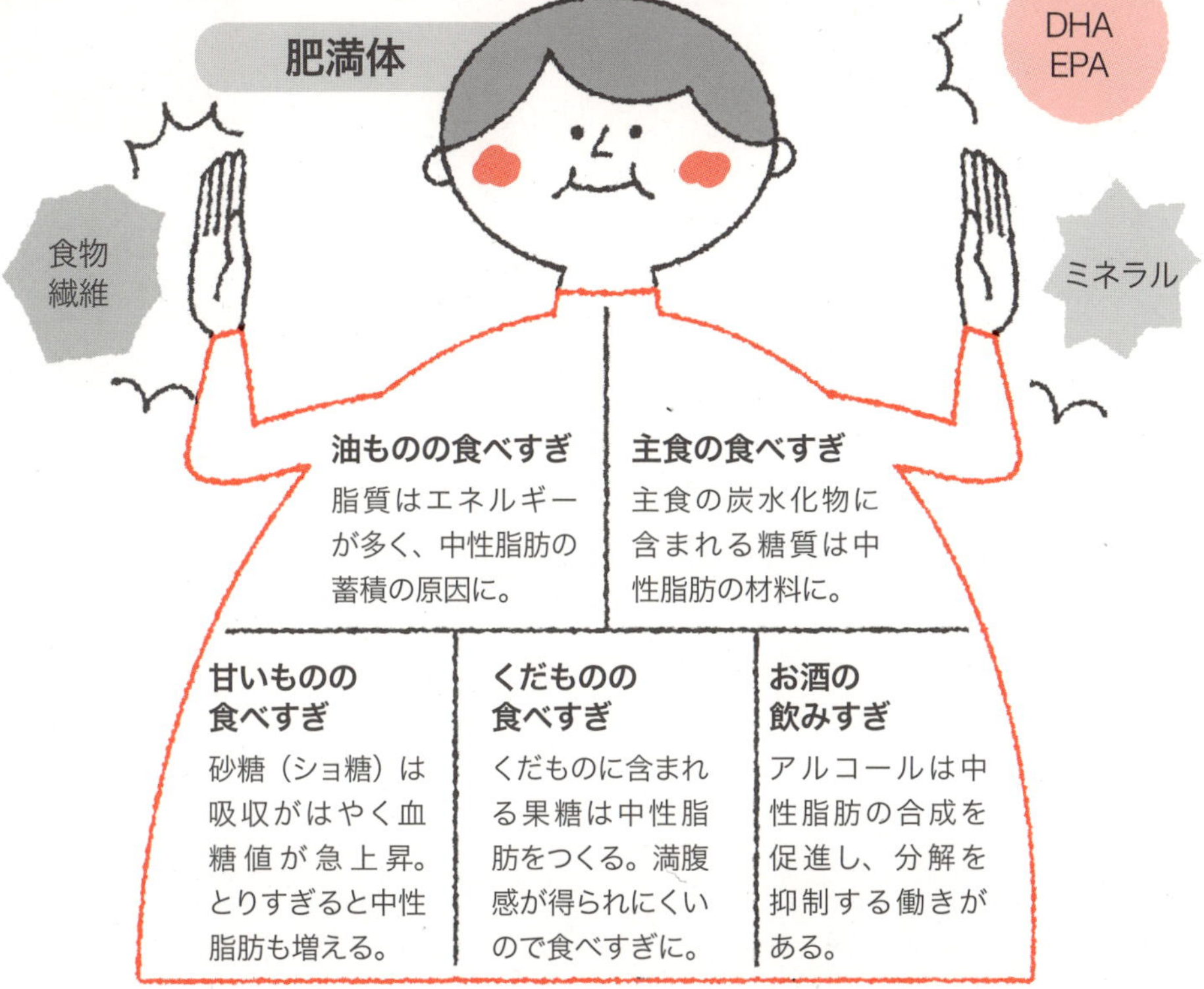
肥満体
DHA
EPA
食物
繊維
ミネラル
油ものの食べすぎ
脂質はエネルギーが多く、中性脂肪の蓄積の原因に。
主食の食べすぎ
主食の炭水化物に含まれる糖質は中性脂肪の材料に。
甘いものの食べすぎ
砂糖（ショ糖）は吸収がはやく血糖値が急上昇。とりすぎると中性脂肪も増える。
くだものの食べすぎ
くだものに含まれる果糖は中性脂肪をつくる。満腹感が得られにくいので食べすぎに。
お酒の飲みすぎ
アルコールは中性脂肪の合成を促進し、分解を抑制する働きがある。

偏食していると、1日にとるべき栄養素（野菜や海藻の食物繊維やミネラル、青魚のDHA・EPAなど）が不足。

性脂肪を増やします。さらに、偏った食事をしていると中性脂肪はたまりやすくなります。

例えば、油もの、主食、甘いもの、くだもの、お酒などを好んで過剰にとっていると、中性脂肪値が上昇しやすくなります。

食べすぎとともに偏食がないかも記録してチェックし、見直してみましょう（P58〜61参照）。

Column

子どもの脂質異常症患者が増えている

中高年に多くみられる脂質異常症（P32参照）ですが、最近では子どもの患者が増えています。

遺伝によるものは少なく、お菓子やファストフードの食べすぎなど食生活がおもな原因です。

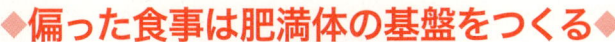

食生活が原因

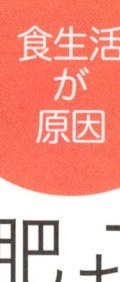

「お酒」は肝臓の脂肪を増やし、肥満体・脂肪肝にする

◆アルコールは中性脂肪を合成しやすくする◆

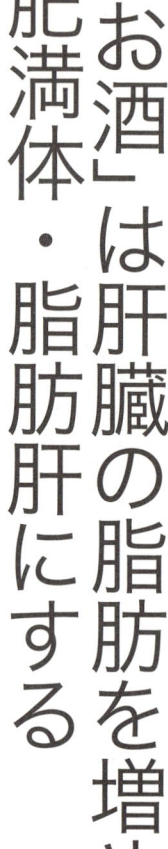

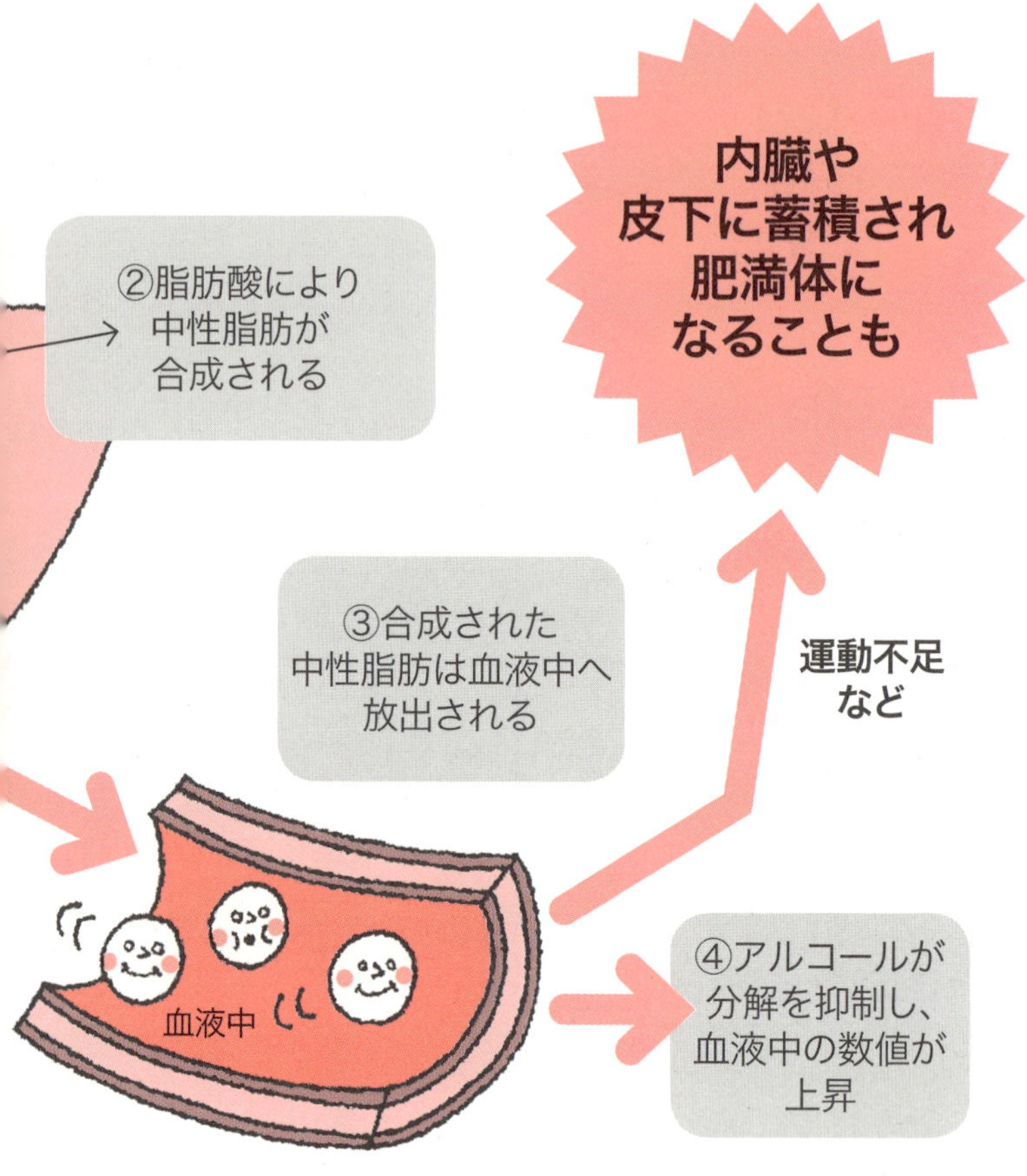
②脂肪酸により中性脂肪が合成される
③合成された中性脂肪は血液中へ放出される
内臓や皮下に蓄積され肥満体になることも
運動不足など
④アルコールが分解を抑制し、血液中の数値が上昇
血液中

中性脂肪値が高い人は、晩酌が欠かせない人、つい飲みすぎてしまうという人に多くみられます。

アルコールは肝臓で分解されます。アルコール摂取量が多いと、肝臓で中性脂肪を多く合成。エネルギーとして利用されない分は肝臓に脂肪としてたまってしまいます。

健康な肝臓の脂肪の割合は数%。30%以上になると脂肪肝（P44参照）に。肝機能の低下に加え、吐き気などの症状も起こります。

本来の肝臓の働き

- 糖質や脂質、たんぱく質など栄養素の「代謝」
- アルコールなど有害物質の「解毒」
- 食べものの消化に必要な「胆汁の分泌」

アルコールにより肝臓での合成が活発化すると、中性脂肪が増える。肝臓にたまると脂肪肝に。エネルギー源として使われないと体内に蓄積し、肥満体に。

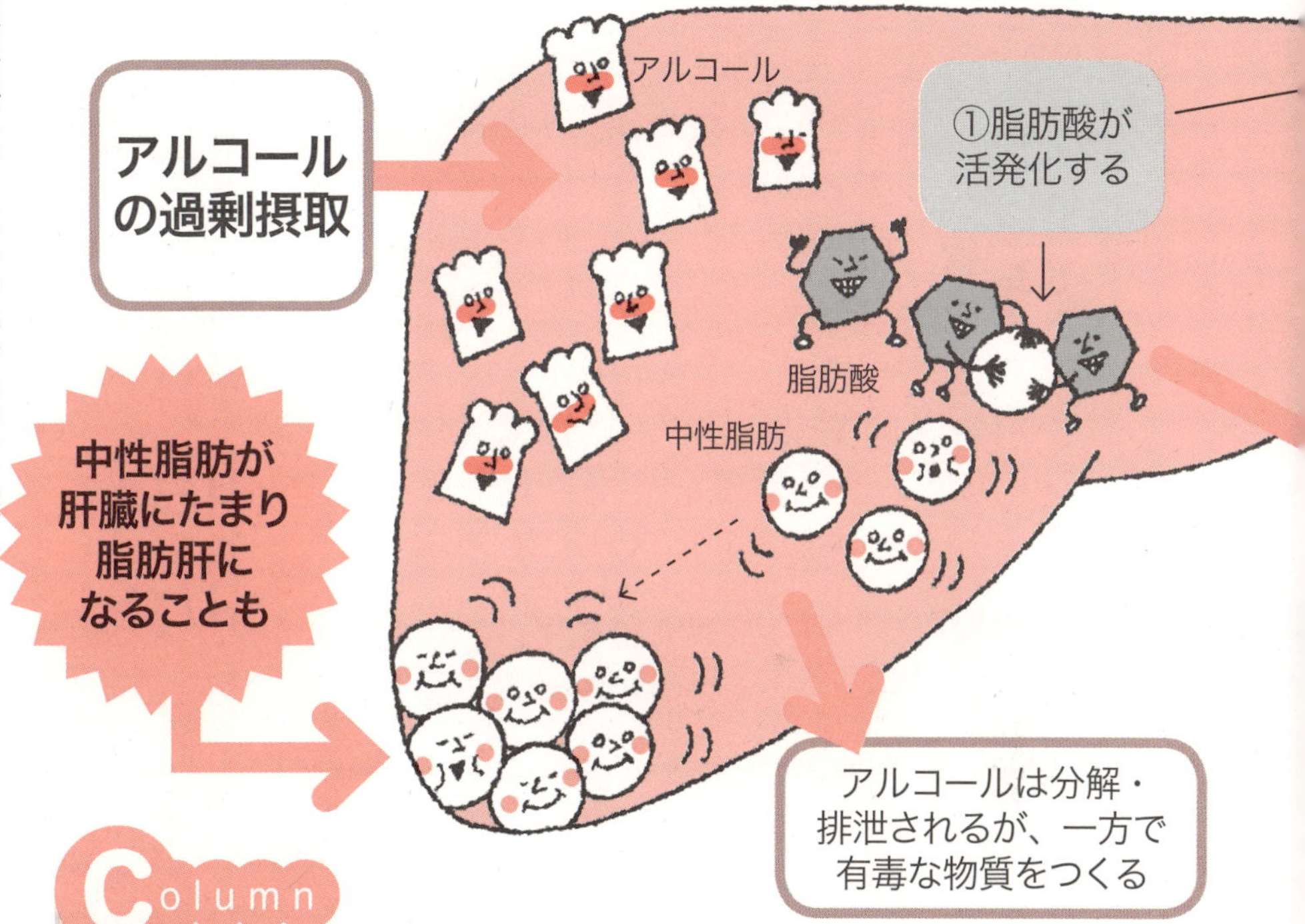
アルコールの過剰摂取
アルコール
①脂肪酸が活発化する
脂肪酸
中性脂肪
中性脂肪が肝臓にたまり脂肪肝になることも
アルコールは分解・排泄されるが、一方で有毒な物質をつくる

飲酒が脂肪をつくりやすくし、肥満体を招く

また、肝臓には余分な脂質やたんぱく質を脂肪として蓄える働きもあります。アルコール摂取時の食事は脂肪として蓄えられます。食べすぎには注意。

Column

アルコールによって生み出される有毒物質「アセトアルデヒド」

アルコールが肝臓で分解される過程で、まずアセトアルデヒドになり、その後酢酸に変化します。このアセトアルデヒドは有毒で、肝細胞にダメージを与え、アルコール性肝硬変《かんこうへん》を引き起こします。

また、発がん性もあり、膵臓《すいぞう》がんなどのリスクも高めます。

その他の生活習慣が原因

「運動不足」によって消費されない中性脂肪が脂肪を増やす

◆運動不足だと内臓に脂肪がたまる◆

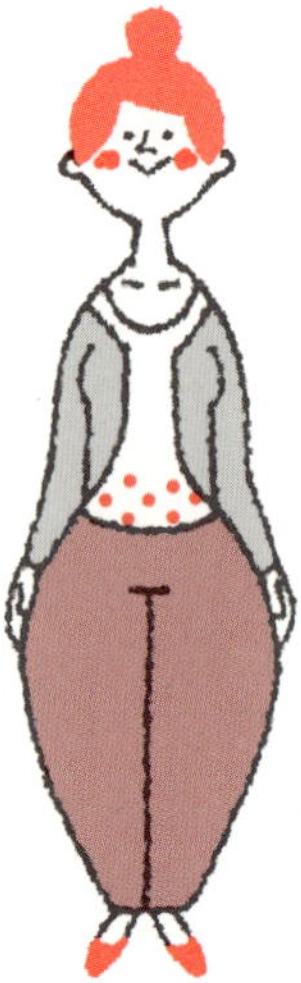

運動をしている人の太り方（皮下脂肪型肥満）

・皮膚の下につく
・女性に多くみられる
・からだへの影響は少ない

女性に多く、皮膚の下に脂肪がたまる。お尻から太ももにかけて太りやすい。運動をしているのに太る人は皮下脂肪が増えるので健康への影響は少ない。

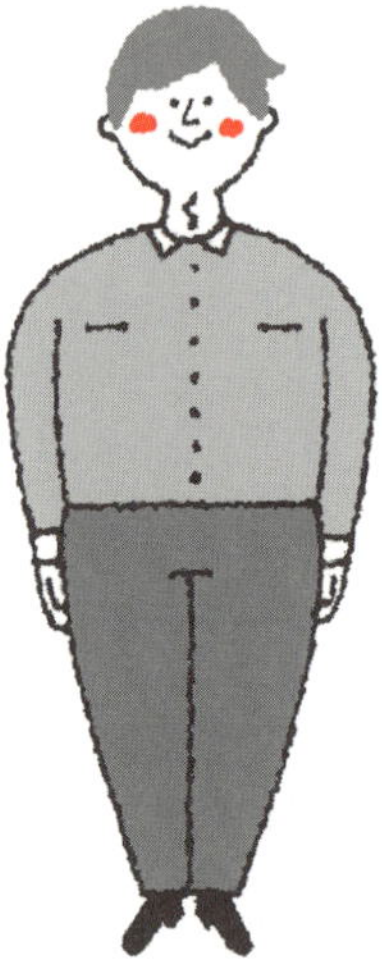

運動をしていない人の太り方（内臓脂肪型肥満）

・お腹の臓器のまわりにつく
・男性に多くみられる
・からだに悪影響を及ぼす

お腹の内臓の周囲に脂肪がたまる。お腹がぽっこり出るのが特徴。運動不足の人や男性に多い。閉経後の女性もなりやすい。動脈硬化性疾患のリスクを高める。

食事から摂取した中性脂肪は、からだのエネルギー源として消費されます。余った分は、脂肪組織に蓄積されます。

蓄積された中性脂肪は、脂肪酸に分解され、肝臓へ送られます。肝臓では脂肪酸を元に中性脂肪を合成し、血液中へ送るため、消費されない限り合成のサイクルは続きます。

運動不足の男性は内臓脂肪型肥満に注意

問題は、その脂肪がどこについているかです。皮膚の下

◆蓄えられた中性脂肪が脂肪を増やす◆

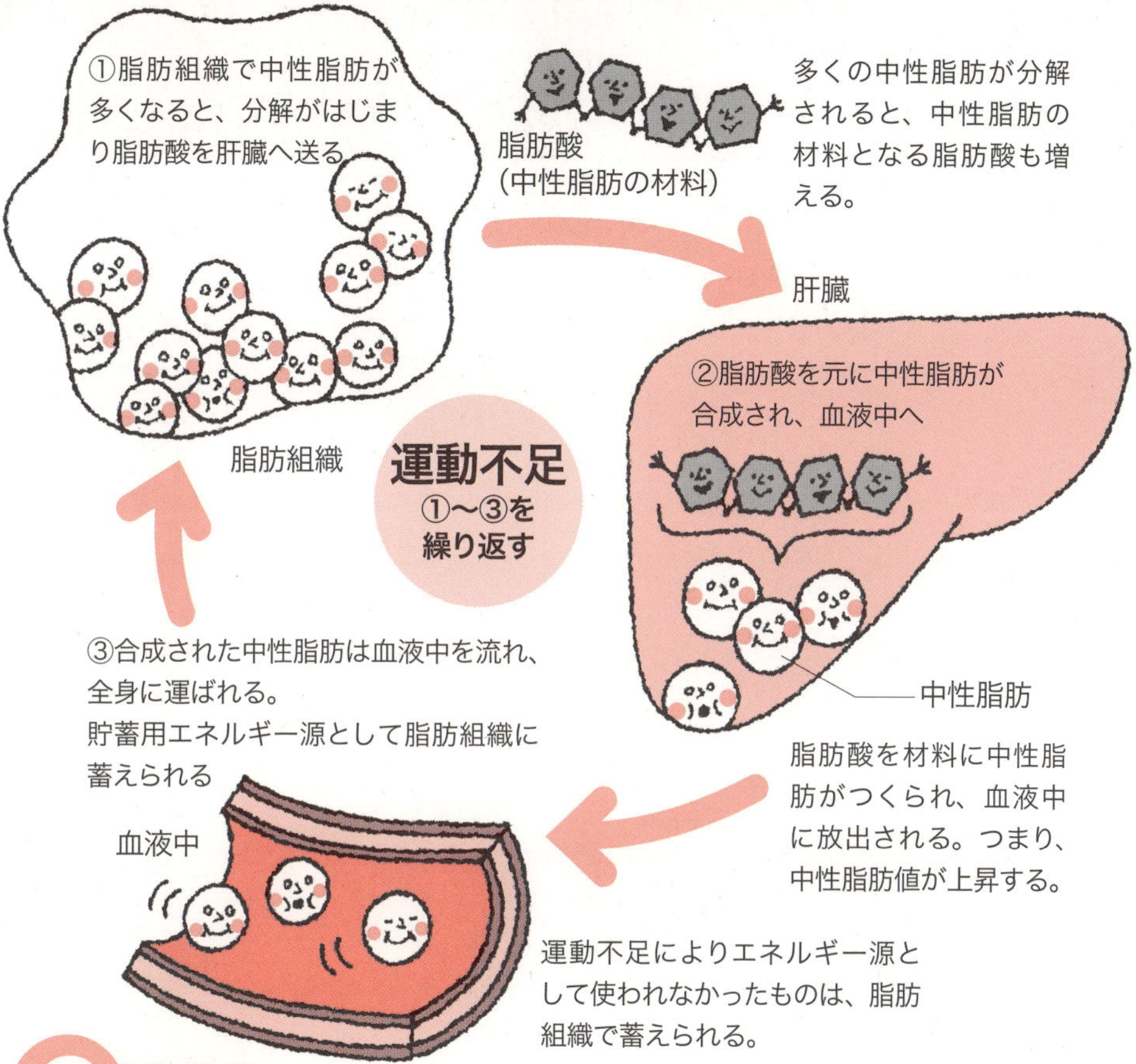
①脂肪組織で中性脂肪が多くなると、分解がはじまり脂肪酸を肝臓へ送る
脂肪組織
脂肪酸
（中性脂肪の材料）
多くの中性脂肪が分解されると、中性脂肪の材料となる脂肪酸も増える。
肝臓
②脂肪酸を元に中性脂肪が合成され、血液中へ
中性脂肪
運動不足
①〜③を繰り返す
脂肪酸を材料に中性脂肪がつくられ、血液中に放出される。つまり、中性脂肪値が上昇する。
③合成された中性脂肪は血液中を流れ、全身に運ばれる。
貯蓄用エネルギー源として脂肪組織に蓄えられる
血液中
運動不足によりエネルギー源として使われなかったものは、脂肪組織で蓄えられる。

Column

おすもうさんは皮下脂肪型肥満

力士は食事を大量に食べ、見た目は不健康そうな肥満体。しかし、運動をしているため、筋肉のついた健康な皮下脂肪型肥満なのです。太っていても内臓脂肪が少ないのは、運動のおかげです。

についている場合を「皮下脂肪型肥満」、内臓や腸のまわりについている場合を「内臓脂肪型肥満」と言います。

からだにとって害が大きいのは後者です。内臓脂肪からは、動脈硬化を促進させる悪性分質が数種類も分泌されているのです（P30参照）。とくに運動不足の男性は、内臓脂肪型肥満になりやすいので注意しましょう。

その他の生活習慣が原因

「ストレス」が多いとホルモンが働き、中性脂肪が増える

過剰なストレスは中性脂肪値を上げる原因です。

ストレスを感じると交感神経が活発になり、副腎皮質からコルチゾールとカテコールアミンというホルモンがたくさん分泌されます。この２つのホルモンが、中性脂肪の合成を促します。

また、コルチゾールやカテコールアミンは血糖値を上昇させます。血糖値が上昇すると体内が中性脂肪をつくりやすい環境になるのです。コルチゾールには、インスリンの

◆ホルモンが血糖値と中性脂肪値を高くする◆

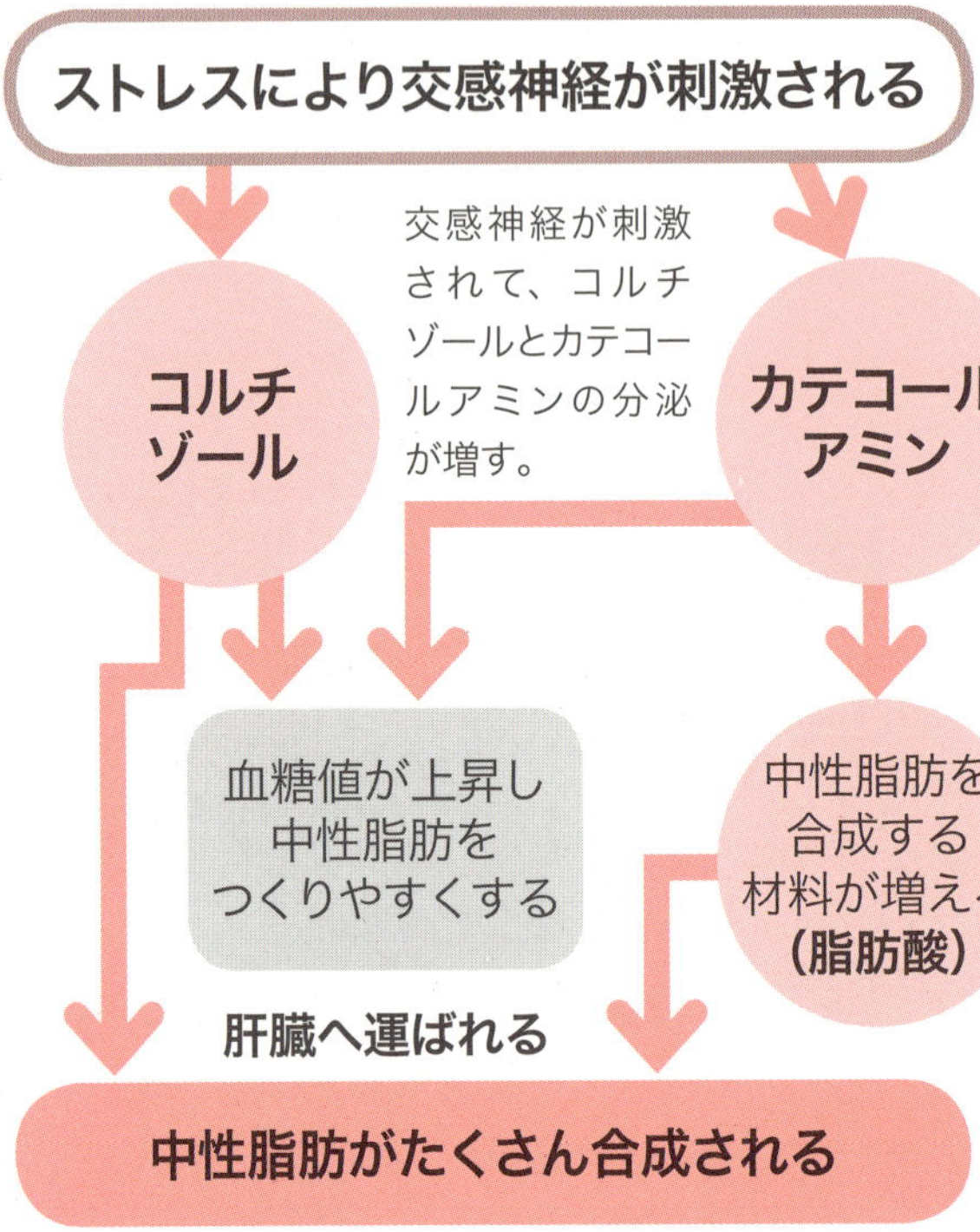

ストレスにより交感神経が刺激される
交感神経が刺激されて、コルチゾールとカテコールアミンの分泌が増す。
コルチゾール
カテコールアミン
血糖値が上昇し中性脂肪をつくりやすくする
中性脂肪を合成する材料が増える（脂肪酸）
肝臓へ運ばれる
中性脂肪がたくさん合成される

コルチゾールは中性脂肪の合成を促し、カテコールアミンは脂肪酸を増やす。それぞれ血糖値も上昇させる。その結果、中性脂肪が増える。

◆イライラ行動が被害を大きくする◆

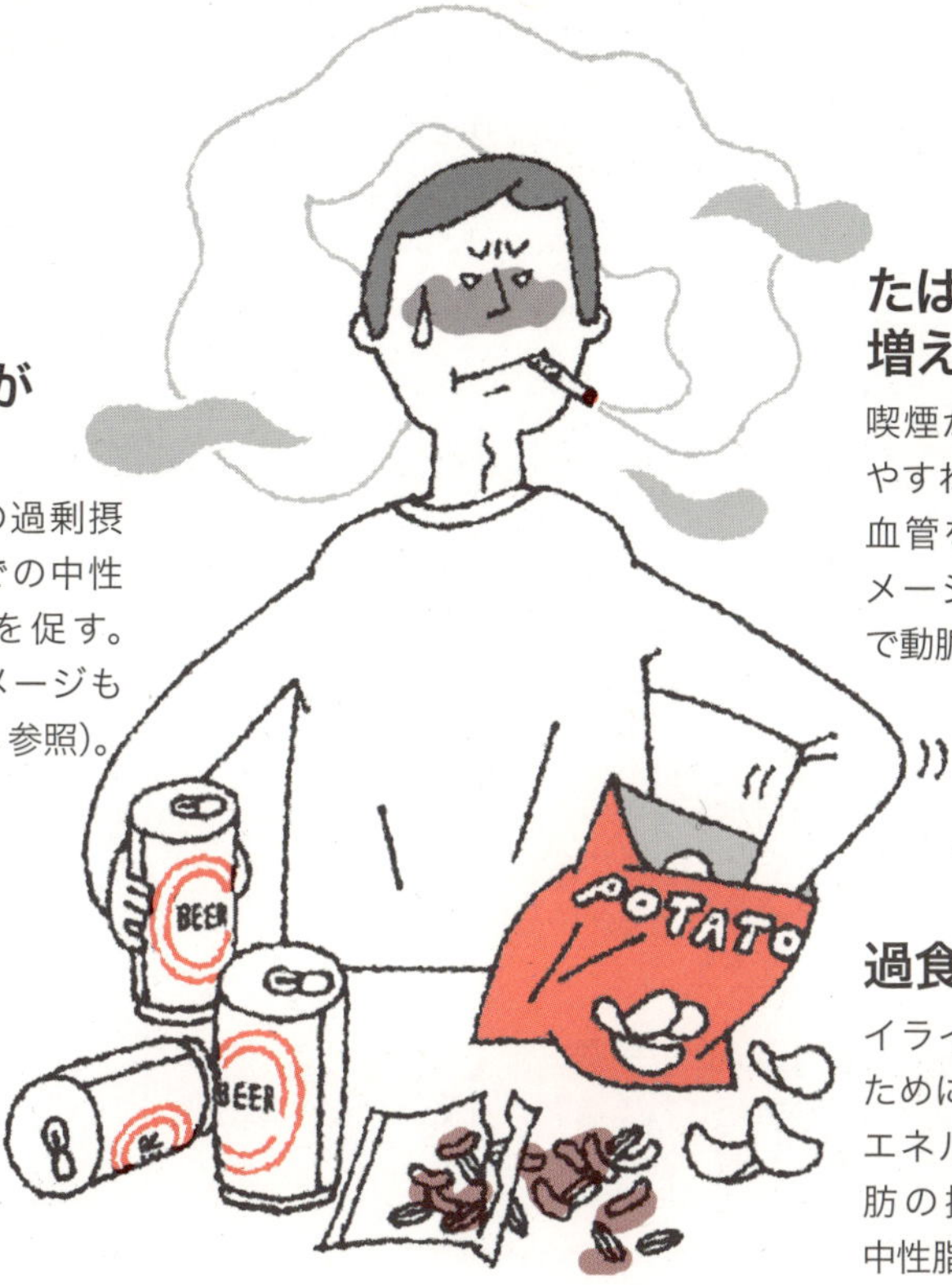

お酒の量が増える

アルコールの過剰摂取は、肝臓での中性脂肪の合成を促す。膵《すい》臓《ぞう》へのダメージも大きい（P44参照）。

たばこの本数が増える

喫煙が中性脂肪を増やすわけではないが、血管を収縮させ、ダメージを与えることで動脈硬化を進行。

過食してしまう

イライラを解消するために過食をすると、エネルギーや中性脂肪の摂取量が増し、中性脂肪値も上昇。

働き（P36参照）を抑制する作用もあります。

過食やヤケ酒も中性脂肪値を高める

ストレスをまぎらわすために、過食やヤケ酒に走る人がいますが、こうした行動も中性脂肪を増やします。また、たばこの本数が増える人も。喫煙は動脈硬化の危険因子（P42参照）です。

Column

適度なアルコールはHDLをつくる

〝お酒は百薬の長〟。適量のアルコールには、〝善玉〟のＨＤＬを増やし、心臓疾患のリスクを下げる効果があります。

ただし、適量とは、ビールなら大瓶１本まで。それ以上は飲みすぎです。

避けられない原因

「病気や薬」が、中性脂肪値を高めることもある

病気や薬の影響で、中性脂肪値が高くなることもあります。代表的な病気は、糖尿病、腎臓病、肝臓病、甲状腺《こうじょうせん》機能低下症、クッシング症候群などです。

また、ステロイドホルモンやβ《ベータ》ブロッカー、サイアザイド系利尿薬などの薬を長期間服薬していると中性脂肪値が高くなる場合があります。

これらの病気や薬で、中性脂肪値だけでなく、〝悪玉〟のLDLコレステロール値が高まることもあります。

◆こんな病気が数値を上げる◆

糖尿病	高血糖によりインスリンの効きが悪くなると、中性脂肪の合成が進む。中性脂肪の材料となる脂肪酸も増えるため中性脂肪値が高くなる。
腎臓病	慢性腎不全は、中性脂肪を分解する酵素の働きが悪くなることで中性脂肪値を高くし、HDLコレステロール値を下げる。
肝臓病	肝臓病による、閉塞性黄疸《へいそくせいおうだん》（皮膚や目が黄色くなる）から脂質の代謝に異常が生じる。そのため、中性脂肪値が高くなる。
甲状腺機能低下症	甲状腺ホルモンの分泌が減少する病気。だるさやむくみ、体重の増加などの症状とともに中性脂肪値が上がる。中高年の女性に多い。
クッシング症候群	何らかの原因で副腎皮質からコルチゾールが過剰に分泌される病気。血糖値が上昇し、中性脂肪が増える。
その他	神経性食欲不振症（拒食症）など。

◆もらっている薬をチェックして！◆

アレルギーや膠原病《こうげんびょう》などに処方される

ステロイドホルモン

膠原病などの治療のために長期間ステロイドホルモンを補うと、中性脂肪やコレステロールの合成が促進される。両方の数値が高くなる。

腎臓病や高血圧に処方される

サイアザイド系利尿薬

血圧を下げる薬（降圧薬）の1つ。長期の服薬で、中性脂肪値とＬＤＬコレステロール値を上げる。ＨＤＬコレステロール値を下げることも。

心臓病など循環器系の病気に処方される

β《ベータ》ブロッカー

心臓病などに対して血圧を下げるために用いられるβブロッカーは、中性脂肪値を上げて、ＨＤＬコレステロール値を下げる。

子宮内膜症や避妊に処方される

経口避妊薬（ピル）

エストロゲンとプロゲステロンという2つの女性ホルモンを配合した薬。体内でのエストロゲン分泌を低下させる。処方後は定期的な検査を。

不眠やうつ病に処方される

向精神薬

不眠やうつ病、躁《そう》病などに使われる向精神薬のクロルプロマジンやイミプラミンは脂質代謝に影響を及ぼし、中性脂肪値を高くする。

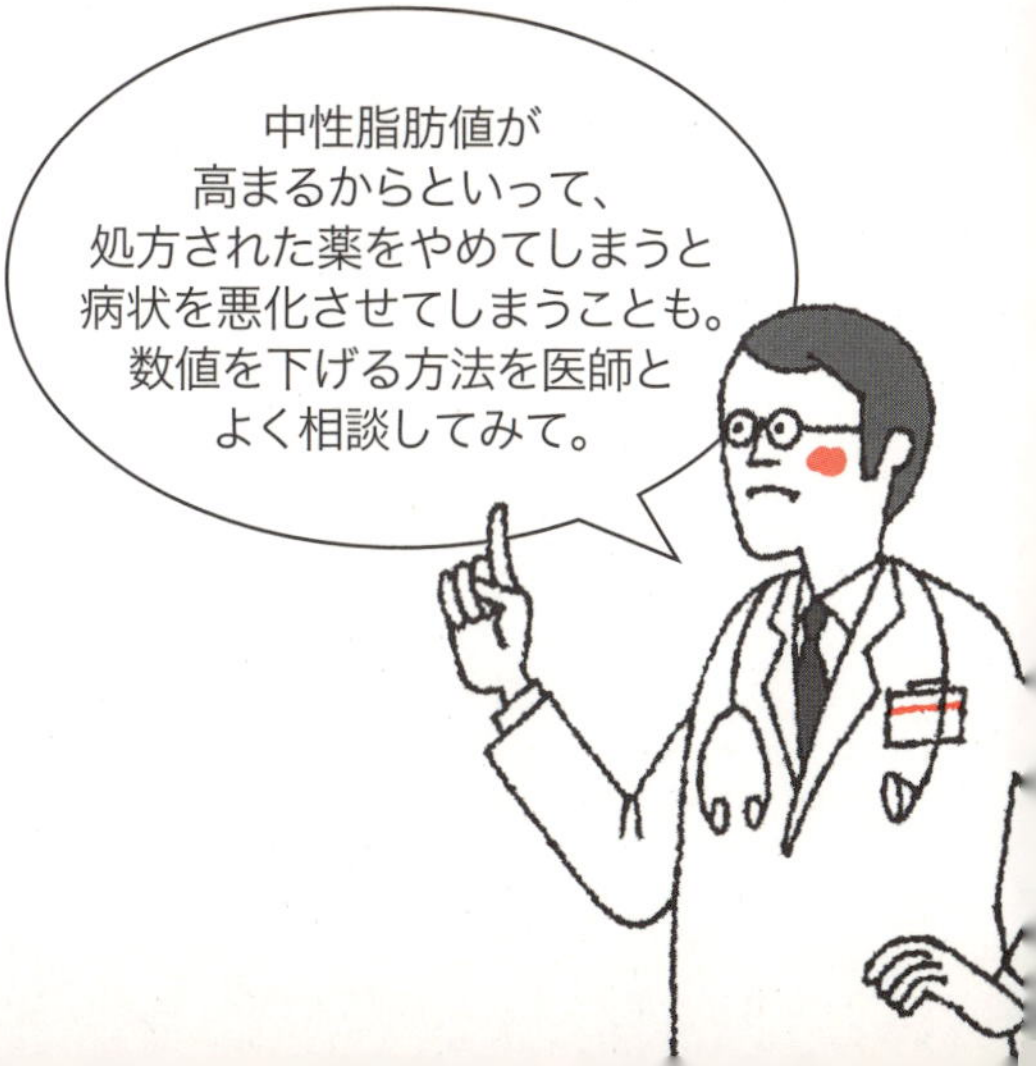
中性脂肪値が高まるからといって、処方された薬をやめてしまうと病状を悪化させてしまうことも。数値を下げる方法を医師とよく相談してみて。

避けられない原因

「加齢」で基礎代謝が落ち、脂肪がたまりやすくなる

◆年齢が上がると脂質異常が起こりやすい◆

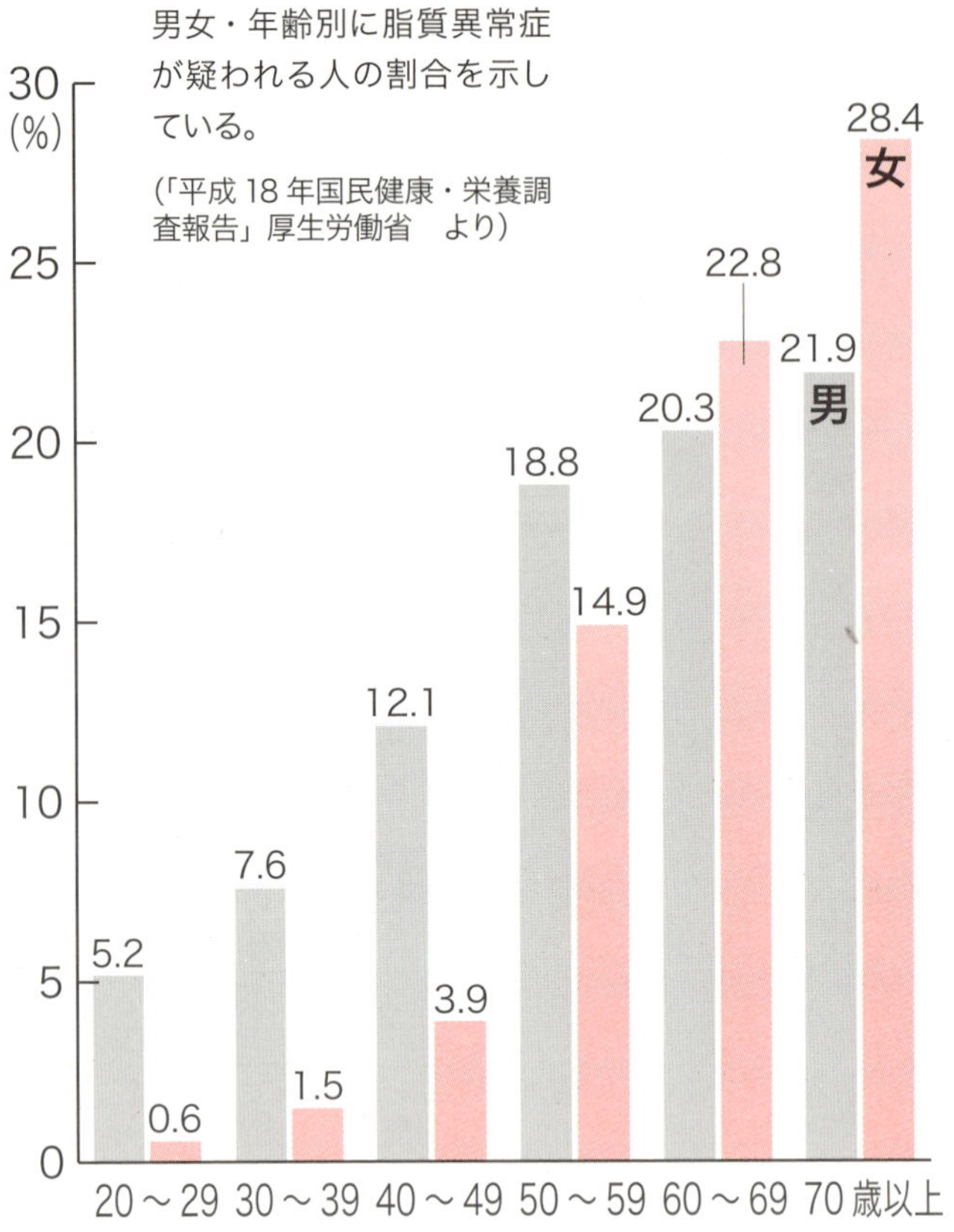
男女・年齢別に脂質異常症が疑われる人の割合を示している。
（「平成18年国民健康・栄養調査報告」厚生労働省　より）
30
(%)
25
20
15
10
5
0
5.2
0.6
7.6
1.5
12.1
3.9
18.8
14.9
20.3
22.8
21.9
28.4
男
女
20～29
30～39
40～49
50～59
60～69
70歳以上

中性脂肪値は加齢によっても高くなります。男性では40代から、女性では50代から中性脂肪などの血液中の脂肪が多い、脂質異常症（P32参照）の予備群が増えます（グラフ参照）。

年をとると基礎代謝量が落ち、運動量も減少。脂肪がたまりやすくなります。

女性ホルモンが減ると中性脂肪値が上昇する

女性のほうが10年ほど遅れて中性脂肪値が上がります。

◆閉経によって中性脂肪が増加する◆

更年期 → **女性ホルモンが減る** → **内臓脂肪が増える** → **脂肪酸が大量に放出される** → **中性脂肪が大量に合成される**

更年期
日本人女性の平均閉経年齢は50歳前後。45〜55歳頃が更年期にあたる。

女性ホルモンが減る
更年期に入ると女性ホルモンの分泌が減り、イライラするなど心身に変化が。

内臓脂肪が増える
女性ホルモンの低下で、内臓脂肪が増加。皮下脂肪から内臓脂肪へと変化。

脂肪酸が大量に放出される
内臓脂肪が増え、肝臓では中性脂肪の材料（脂肪酸）が大量につくられる。

中性脂肪が大量に合成される
中性脂肪が増えると、脂肪組織に蓄積され、脂肪となる。

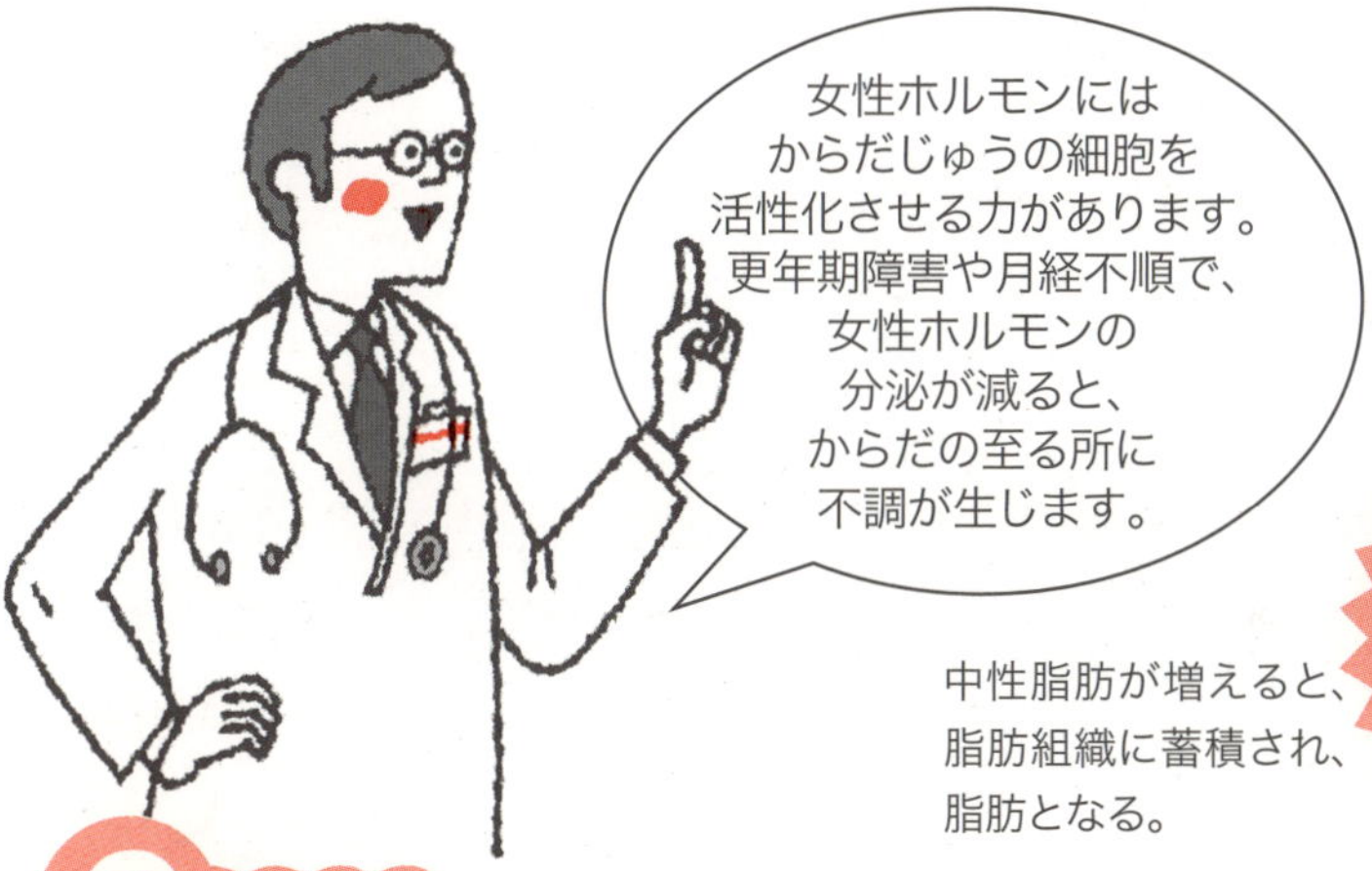
女性ホルモンには
からだじゅうの細胞を
活性化させる力があります。
更年期障害や月経不順で、
女性ホルモンの
分泌が減ると、
からだの至る所に
不調が生じます。

閉経までは女性ホルモンにからだが守られているためです。
　閉経を挟んだ前後10年間を「更年期」とよびますが、この時期に女性ホルモンの分泌が大きく減少します。これまで脂質代謝をコントロールしていたエストロゲンが急に減るために、中性脂肪値が上がります。
　中高年の人は、日頃から食事や運動に注意しましょう。

Column
生理不順や無月経で中性脂肪値が高まる？

　月経不順や無月経は、女性ホルモンの分泌が少ないために起こります。
　放置していると、若い女性でも中性脂肪値やコレステロール値が上昇し、動脈硬化が進行してしまうこともあります。

避けられない原因

「遺伝」によって中性脂肪値が高くなる

遺伝的に脂質の代謝に異常があり、中性脂肪値が高くなる人がいます。中性脂肪値だけでなく、ＬＤＬコレステロール値や、中性脂肪値・ＬＤＬコレステロール値がともに高くなる人がいます。これらは「原発性高脂血症」とよばれます。

遺伝が原因の場合、食事の改善や運動を行っても効果があらわれないのが特徴です。

食事療法に加え、薬物療法（Ｐ118参照）で数値を下げる必要があります。

◆脂質の種類で自分の遺伝を知る◆

原発性高脂血症とは

先天的に脂質の代謝が阻害され、血液中の脂質が高くなる病気。タイプによって以下に分類。

中性脂肪値が高くなる

原発性高カイロミクロン血症

リポたんぱくリパーゼの欠損により、カイロミクロンが増える。

内因性高トリグリセライド血症

家族性Ⅳ型高脂血症と特発性高トリグリセライド血症がある。

コレステロール値が高くなる

原発性高コレステロール血症

家族性高コレステロール血症と家族性複合型高脂血症とがある。

原発性高ＨＤＬコレステロール血症

ＨＤＬコレステロールが増加しすぎると、粥《じゅく》状動脈硬化が進行する。

中性脂肪値・LDLコレステロール値がともに高くなる

家族性Ⅲ型高脂血症

中性脂肪値もＬＤＬコレステロール値も高いため、冠動脈疾患のリスクが高い。

→ **冠動脈疾患を起こしやすいので注意！**

第2章

内臓に
脂肪がたまると
病気を招く

中性脂肪値が高いままほうっておくと、
脂肪が内臓にたまり、メタボリックシンドロームに。
将来、動脈硬化や心臓・脳の疾患など、
リスクの高い病気を招いてしまいます。

中性脂肪が招く病気

中性脂肪値を高いまま放置すると、医師の助けが必要な病気にかかる

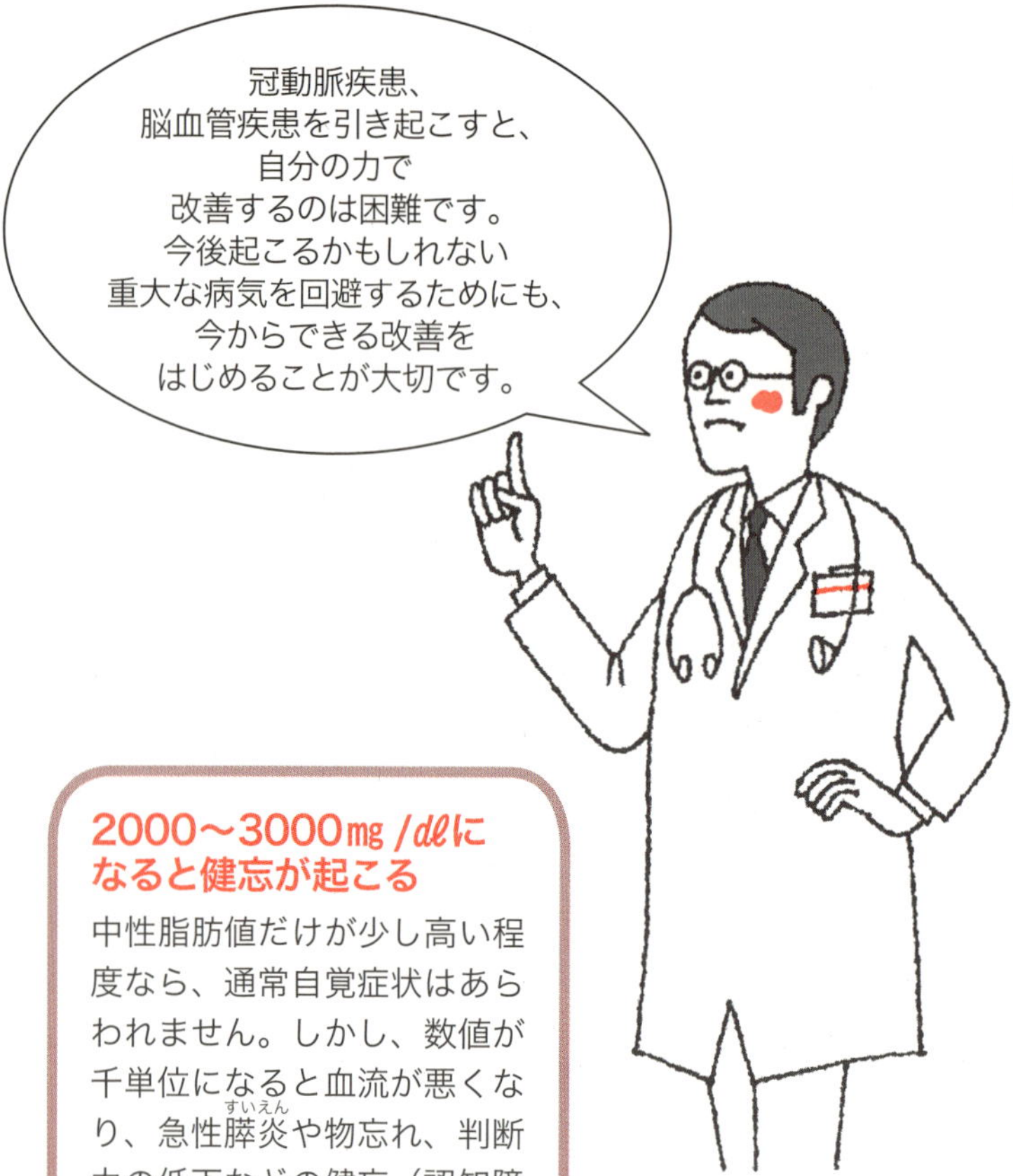
冠動脈疾患、
脳血管疾患を引き起こすと、
自分の力で
改善するのは困難です。
今後起こるかもしれない
重大な病気を回避するためにも、
今からできる改善を
はじめることが大切です。

2000～3000mg/dℓになると健忘が起こる

中性脂肪値だけが少し高い程度なら、通常自覚症状はあらわれません。しかし、数値が千単位になると血流が悪くなり、急性膵炎《すいえん》や物忘れ、判断力の低下などの健忘（認知障害）が起こることがあります。

中性脂肪値が高めでも「要経過観察」と言われることがあります。だからといってほうっておいて良いわけではありません。

内臓に脂肪がたまると、高トリグリセライド血症や高血圧、高血糖になり動脈硬化が促進されてしまいます。

いったん冠動脈疾患などが発症すると、自力での改善は難しく、治療が必要に。悪化する前に、偏った食事などを改善して、中性脂肪値を下げることが大切です。

◆今から重大な病気を発症するリスクを下げて◆

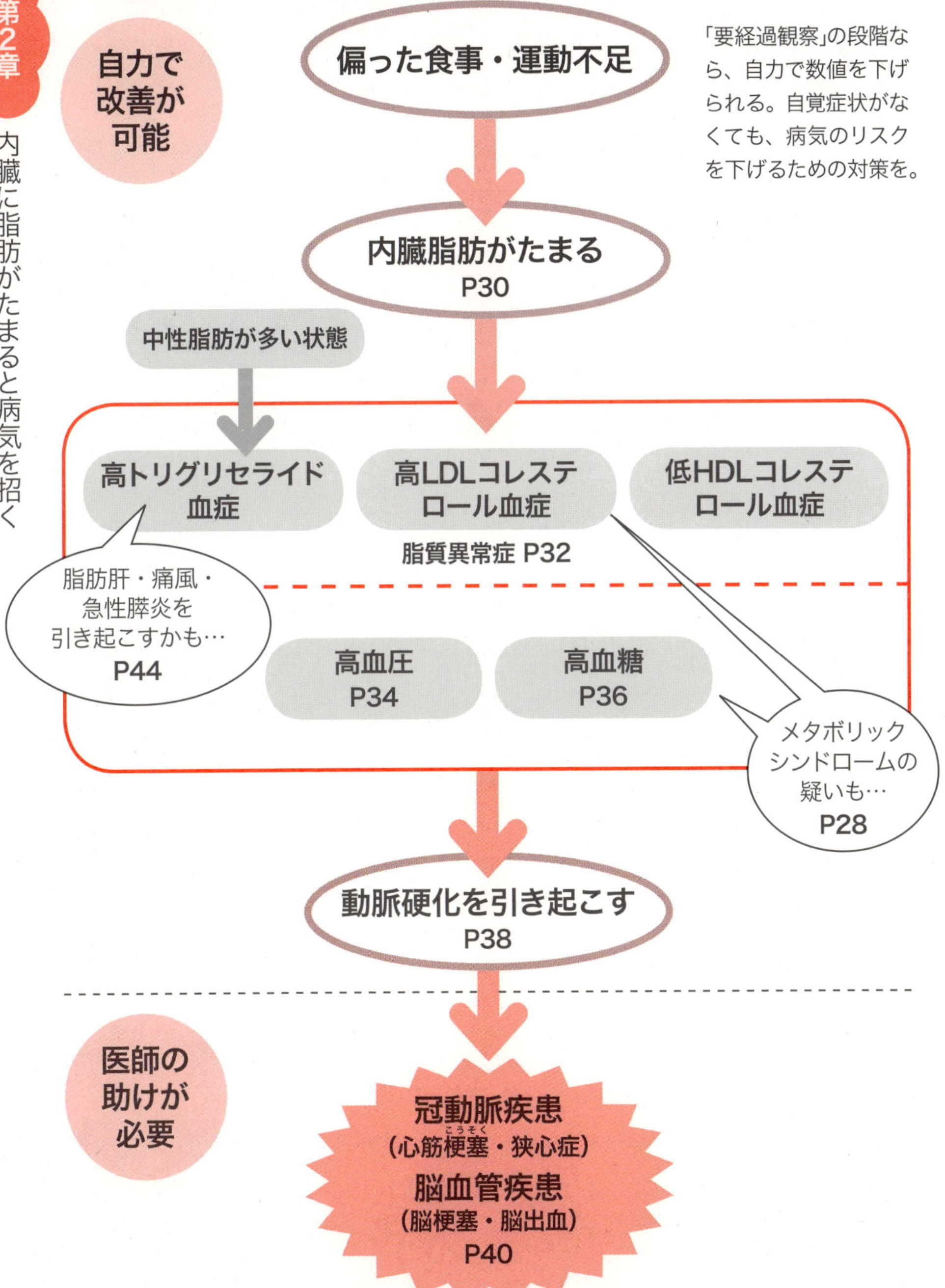

メタボリックシンドロームとは

〝メタボ〟で中性脂肪値の高い人は病気の危険度が増える

◆メタボリックシンドロームの診断項目は2つ◆

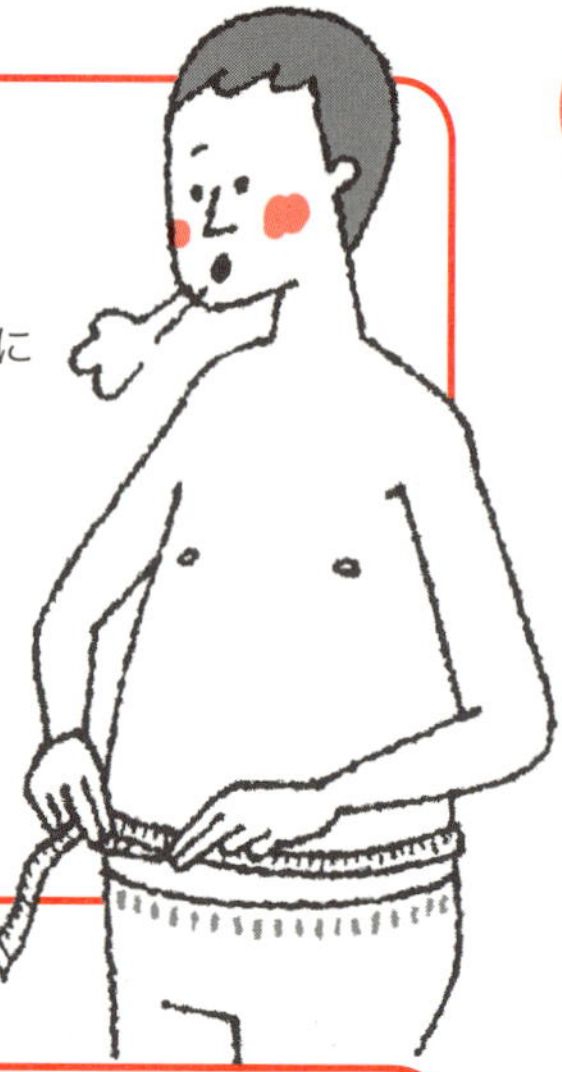

①お腹が出ている

腹囲のはかり方

・立って軽く息を吐く
・メジャーはへその高さ
・メジャーがねじれないように

男性　85㎝以上
女性　90㎝以上

↓

内臓に中性脂肪がたまっている
（内臓脂肪型肥満）

＋

②右記の3つのうち2つ以上当てはまる

脂質異常	高血圧	高血糖
中性脂肪値 150㎎／dℓ以上 かつ、または HDLコレステロール値 40㎎／dℓ未満	収縮期血圧 130㎜Hg以上 かつ、または 拡張期血圧 85㎜Hg以上	空腹時血糖値 110㎎／dℓ以上

＝①と②に当てはまる人は
メタボリックシンドローム

中性脂肪値が高めと言われたら、メタボリックシンドロームに気をつけましょう。

メタボリックシンドロームとは、心筋梗塞《こうそく》や脳卒中など動脈硬化性の病気を起こす危険因子をいくつもあわせ持った状態を言います。

診断の条件は2つあります。1つ目はお腹が出ていること（上の図参照）。お腹まわりが太いのは、内臓脂肪がたまっているからです。

2つ目は脂質異常、高血圧、高血糖のうちいずれか2つに

◆危険因子が多いほど心疾患の発症率は増す◆

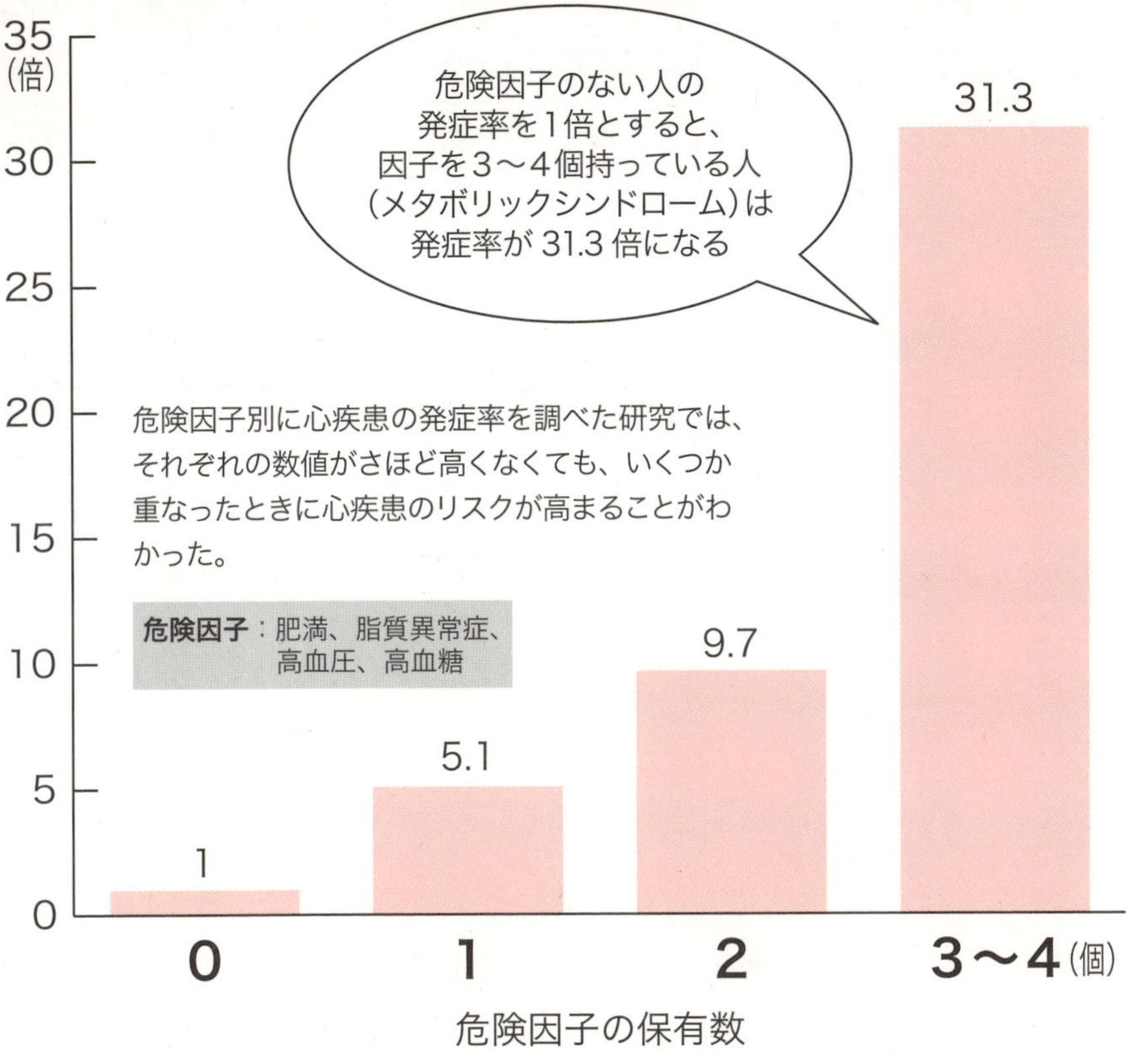
35
(倍)
30
25
20
15
10
5
0
危険因子のない人の
発症率を1倍とすると、
因子を3～4個持っている人
(メタボリックシンドローム)は
発症率が31.3倍になる
危険因子別に心疾患の発症率を調べた研究では、
それぞれの数値がさほど高くなくても、いくつか
重なったときに心疾患のリスクが高まることがわ
かった。
危険因子：肥満、脂質異常症、
高血圧、高血糖
1
5.1
9.7
31.3
0
1
2
3～4(個)
危険因子の保有数

(労働省作業関連疾患総合対策研究班調査 Nakamura T et al. Jpn Cric J 2001　より)

当てはまること。

危険因子が重なるとリスクがアップする

上記の4つの危険因子は、それぞれ単独でもからだに害を与えます。さらに、いくつか重なると動脈硬化を進行させます（上の図参照）。

結果的に心筋梗塞や脳梗塞といった命にかかわる病気を発症しやすくなるのです。

Column
やせると中性脂肪値も下がる

肥満だと内臓脂肪がたまりやすく、中性脂肪値が高くなります。逆に言えば、やせれば内臓脂肪が減り、中性脂肪値も下がります。

数値が気になる人は、まず体重を減らす努力を。

内臓脂肪

内臓脂肪は悪い物質を分泌し、生活習慣病を招く

メタボリックシンドロームは、内臓脂肪型肥満であることが前提になっています。内臓脂肪の蓄積こそが動脈硬化を進める危険因子、脂質異常、高血圧、高血糖を引き起こす要因なのです。

脂肪細胞が生理活性物質を分泌する

内臓脂肪とは、腸間膜《ちょうかんまく》（腸を包んでいる膜）のまわりにたまった脂肪のこと。単なるエネルギーの蓄積場所ではなく、内臓脂肪の脂肪組織から

◆肥満はメタボリックシンドロームの条件をつくる◆

お腹まわりがぽっこりしている内臓脂肪型肥満は、
生活習慣病を起こしやすい。
内臓脂肪の脂肪組織が分泌する生理活性物質が、
脂質異常症、高血圧、高血糖を引き起こす。

減少　インスリンの働きを良くする物質

アディポネクチンはインスリンの働きを活発にし、動脈硬化をおさえる。しかし、アディポネクチンの分泌が減るので、インスリンの効きが悪くなり高血糖になる。

増加　インスリンの働きを妨げる物質

インスリンの働きを低下させるTNF-α《アルファ》の分泌量が増える。インスリンの効きが悪くなると血糖が消費されないまま血液中に残る。結果、血糖値が上昇する。

高血糖
P36

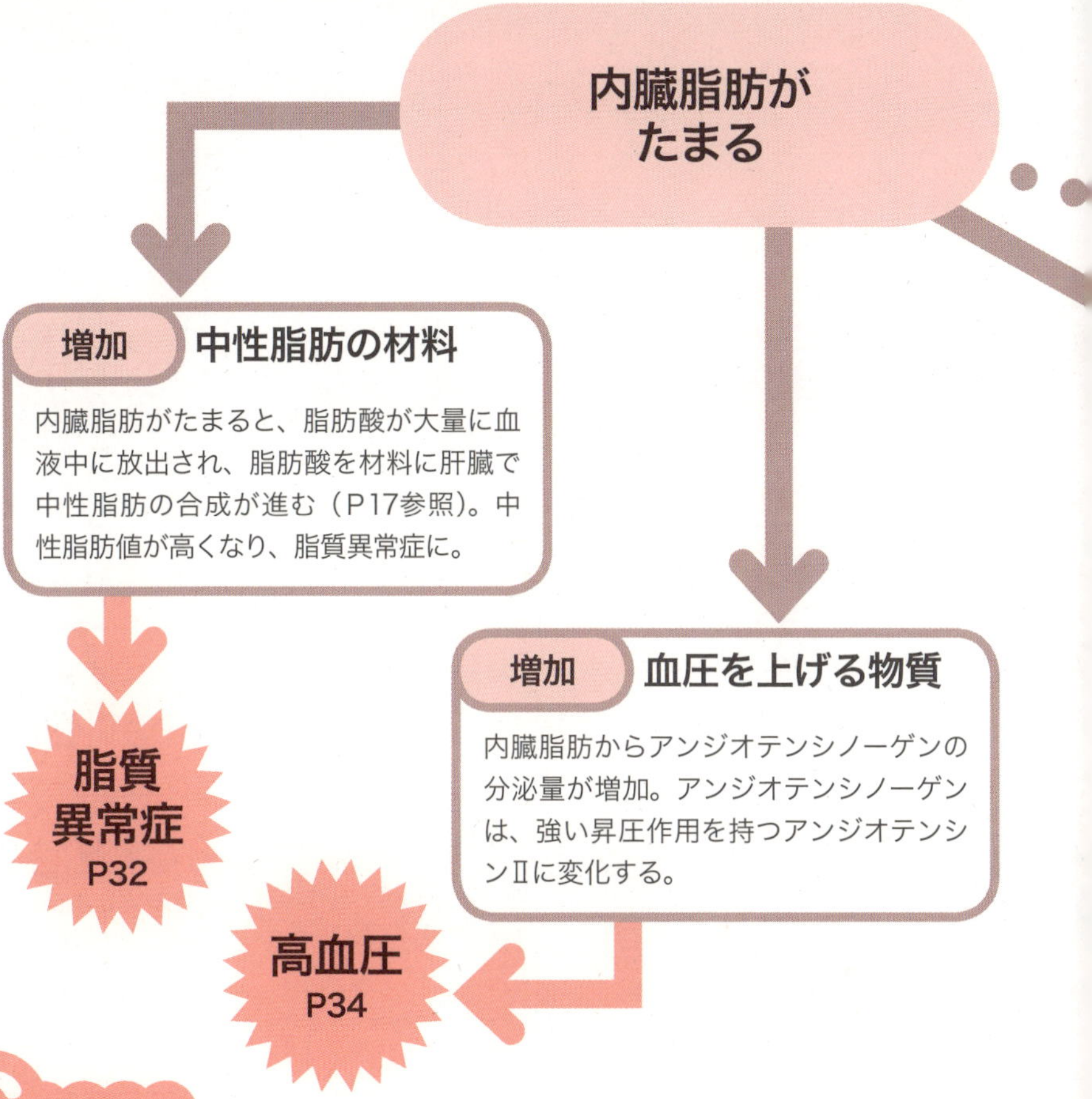

さまざまな生理活性物質を分泌しています。

からだに良い影響を及ぼすものもありますが、からだに害を及ぼす物質のほうが多く分泌されます。内臓脂肪が増えると良い物質の分泌量が減り、悪い物質の分泌量も増加します。

その結果、脂質異常などが進行して冠動脈疾患などのリスクが高まるのです。

Column

**健診の効果大！
“メタボ”体型５割減少**

生活習慣病予防のため、2008年より特定健診・保健指導が開始。半年後、メタボリックシンドロームと判定される例が5割以上減少したのです。
（あいち健康の森健康科学総合センター調べ　より）

脂肪の悪影響①

脂質異常症

脂質異常症をほうっておくと、動脈硬化が進む

中性脂肪値が高い場合、脂質異常症になる可能性が。

血液中には3種類の血清脂質（中性脂肪、ＬＤＬコレステロール、ＨＤＬコレステロール）がバランス良く連携して働いています。

しかし、脂質の代謝がうまくいかなくなるとそのバランスが崩れます。これが脂質異常症です。

中性脂肪値あるいはＬＤＬコレステロール値が適正値より高いとき、またＨＤＬコレステロール値が適正値より低

◆血清脂質のバランスが崩れると脂質異常症に◆

脂質異常症

病名	判断基準
高トリグリセライド血症	中性脂肪値が150mg/dℓ以上
低HDLコレステロール血症	HDLコレステロール値が40mg/dℓ未満
高LDLコレステロール血症	LDLコレステロール値が140mg/dℓ以上

※上記のうちどれか１つでも当てはまると脂質異常症と名づけられる。

◆3つの脂質異常は連動して発症する◆

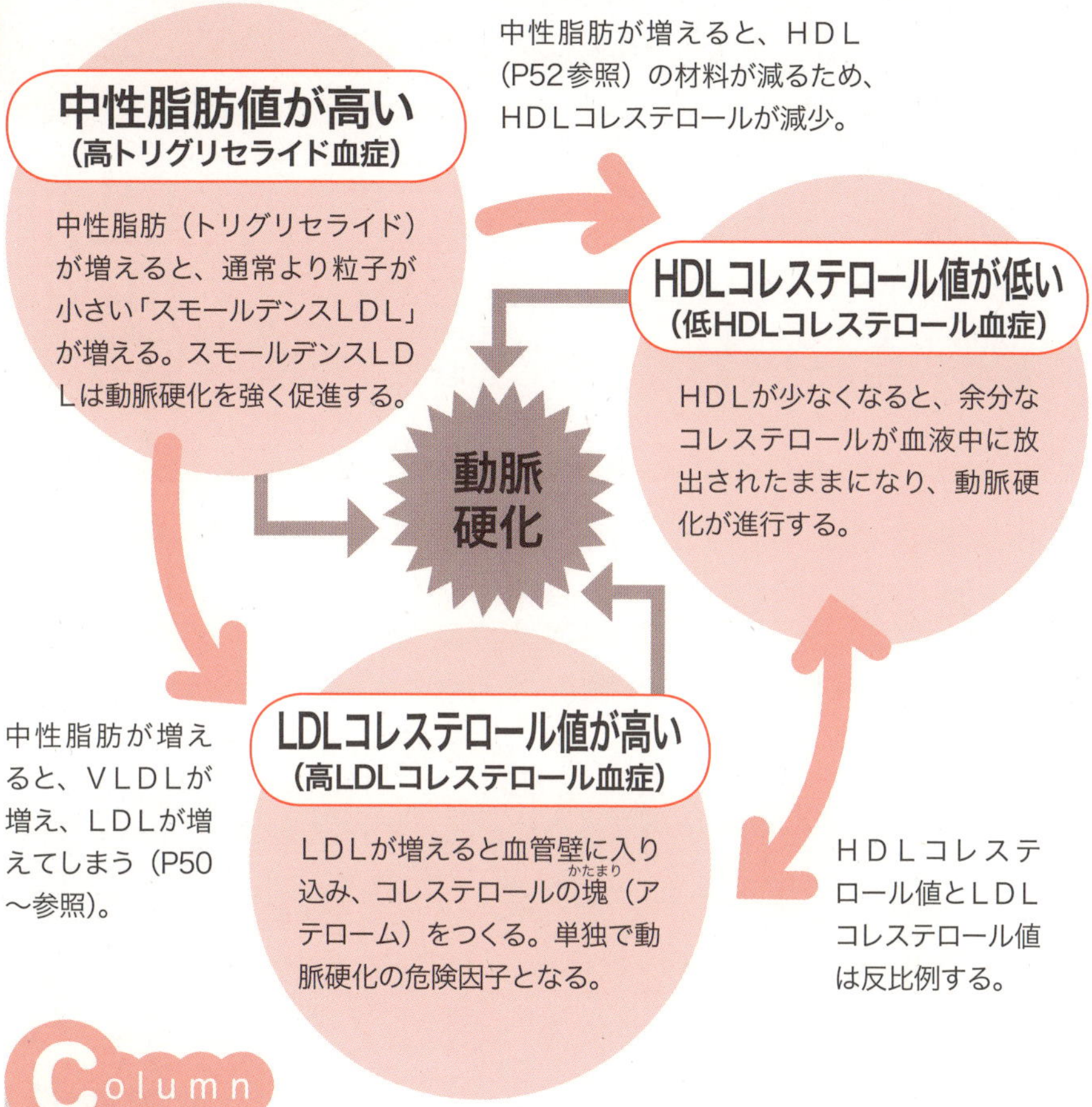
中性脂肪値が高い
（高トリグリセライド血症）
中性脂肪（トリグリセライド）が増えると、通常より粒子が小さい「スモールデンスＬＤＬ」が増える。スモールデンスＬＤＬは動脈硬化を強く促進する。
中性脂肪が増えると、ＨＤＬ（P52参照）の材料が減るため、ＨＤＬコレステロールが減少。
HDLコレステロール値が低い
（低HDLコレステロール血症）
ＨＤＬが少なくなると、余分なコレステロールが血液中に放出されたままになり、動脈硬化が進行する。
動脈硬化
中性脂肪が増えると、ＶＬＤＬが増え、ＬＤＬが増えてしまう（P50～参照）。
LDLコレステロール値が高い
（高LDLコレステロール血症）
ＬＤＬが増えると血管壁に入り込み、コレステロールの塊《かたまり》（アテローム）をつくる。単独で動脈硬化の危険因子となる。
ＨＤＬコレステロール値とＬＤＬコレステロール値は反比例する。

いときに、脂質異常症と診断されます。

動脈硬化や脂肪肝、急性膵炎《すいえん》などを招く

脂質異常症は自覚症状がありません。しかし、放置していると血管の動脈硬化が進行します。脂肪肝や急性膵炎（P44参照）を招くことも。ほうっておかずに、食事の改善などにとりくんで。

Column

「高脂血症」は脂質異常症の旧名

高脂血症が2008年に脂質異常症と改名されました。脂質異常症に「低」ＨＤＬコレステロール血症（ＨＤＬコレステロール値が低い）が加わっているため、「高」という字を避けたのです。

脂肪の悪影響②

高血圧

脂質が血流を妨げたり、血圧を上げる物質を分泌する

血圧とは、心臓から送り出された血液が血管壁を内側から押す力のことです。内臓脂肪がたまると血圧が上がりやすくなります。

　血管壁に脂質がたまると、血管内腔《ないくう》が狭くなり、血行が悪くなります。すると、心臓は強い力で血液を押し出そうとするため、血液が血管壁を押して血圧を上げてしまいます。また、内臓脂肪そのものも血圧を上げる生理活性物質（アンジオテンシノーゲン）を分泌しています。

◆高血圧を招く2つのルート◆

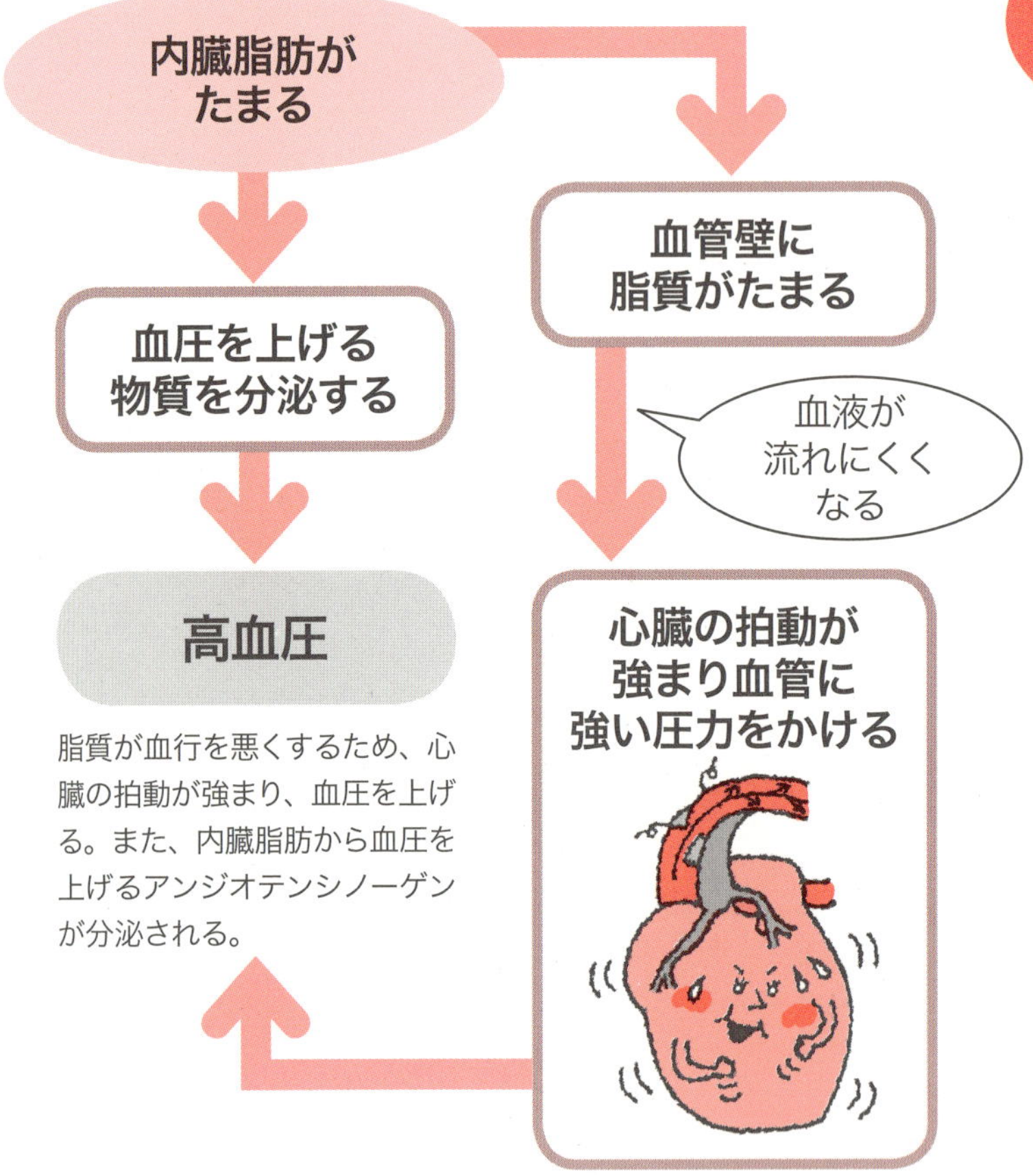
内臓脂肪がたまる
血圧を上げる物質を分泌する
高血圧
血管壁に脂質がたまる
血液が流れにくくなる
心臓の拍動が強まり血管に強い圧力をかける

脂質が血行を悪くするため、心臓の拍動が強まり、血圧を上げる。また、内臓脂肪から血圧を上げるアンジオテンシノーゲンが分泌される。

◆高血圧は危険な病気の引きがね◆

レベル1 糖尿病
相互に合併しやすい。高血糖によりインスリンが血液中に増えると、交感神経が活発化。血管が収縮し、高血圧に。

レベル1 睡眠時無呼吸症候群
睡眠時に一時的に呼吸が止まるのを繰り返す。無呼吸になることで睡眠中も交感神経が活発になり、血管が収縮し血圧が上がる。高血圧と併発している人は多い。心臓に大きな負担がかかり、睡眠中に心臓病の発作を起こす危険性もある。

レベル1 腎臓病
高血圧によって腎臓の毛細血管の塊（糸球体）で動脈硬化が進むと、腎硬化症が起こる。進行すると、腎不全に。

レベル2 動脈硬化
血管壁に絶えず強い圧力がかかり、血管壁が傷つく。傷ついたところからＬＤＬが入り込み動脈硬化が進む。

レベル3 脳卒中
脳の血管で動脈硬化が起こると、脳への血流が妨げられ、脳梗塞《こうそく》が起こる。血管が破れると、脳出血などに至る。

レベル3 心肥大・心不全
高血圧が長く続くと、心臓はより強い力で血液を送り出そうとする。心臓の筋肉の壁が厚くなり、心肥大が起こる。心肥大になると冠動脈や毛細血管に障害が起こり、心臓に負担がかかる。すると、血液を送り出す力が低下し、慢性的な虚血状態となって心不全が起こる。

レベル3 狭心症・心筋梗塞
冠動脈で動脈硬化が進行し、冠動脈の血行が悪くなると狭心症を発症。冠動脈が詰まると心筋梗塞に。

高血圧はさまざまな病気を引き起こす

血圧が適正値よりも高い状態（高血圧）になると、血管がもろくなり、上記のようなさまざまな病気を引き起こします。

こうした病気を防ぐためにも、内臓脂肪の元凶である中性脂肪を減らすことが大切なのです。

Column
病院ではわからない高血圧「仮面高血圧」

夜間や早朝、職場にいるときは高血圧なのに、医療機関で血圧をはかると適正値になることを「仮面高血圧」とよびます。

家庭で決まった時間に血圧を測定する習慣をつけましょう。

脂肪の悪影響③

高血糖

脂肪が血糖値を正常にする働きを妨げ、糖尿病を引き起こす

高血糖は、内臓脂肪型肥満と密接な関係にあります。

食事から摂取したブドウ糖を処理するために、膵臓はインスリンを分泌しています。

しかし、内臓脂肪はインスリンの働きを悪くする生理活性物質を分泌するため、内臓脂肪が多いほどインスリンの効きが悪くなります。

その結果、余分な血糖を処理しきれなくなり、血液中に血糖が増えます（高血糖）。この状態が続くと、糖尿病になってしまいます。

◆インスリン抵抗性により糖尿病になる◆

インスリン抵抗性

インスリンが効きにくくなる

膵臓からインスリンが分泌されているのに、効きが悪くなっていることを「インスリン抵抗性」と言う。内臓脂肪がたまると、インスリンの働きを良くするアディポネクチンが減り、インスリンの働きを悪くするTNF- αが分泌される。

↓

エネルギー源としてブドウ糖が利用されない

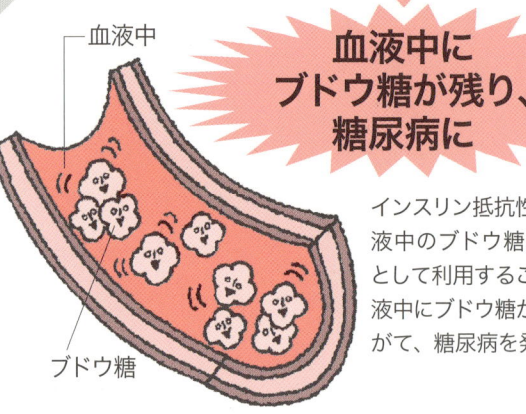

↓

血液中にブドウ糖が残り、糖尿病に

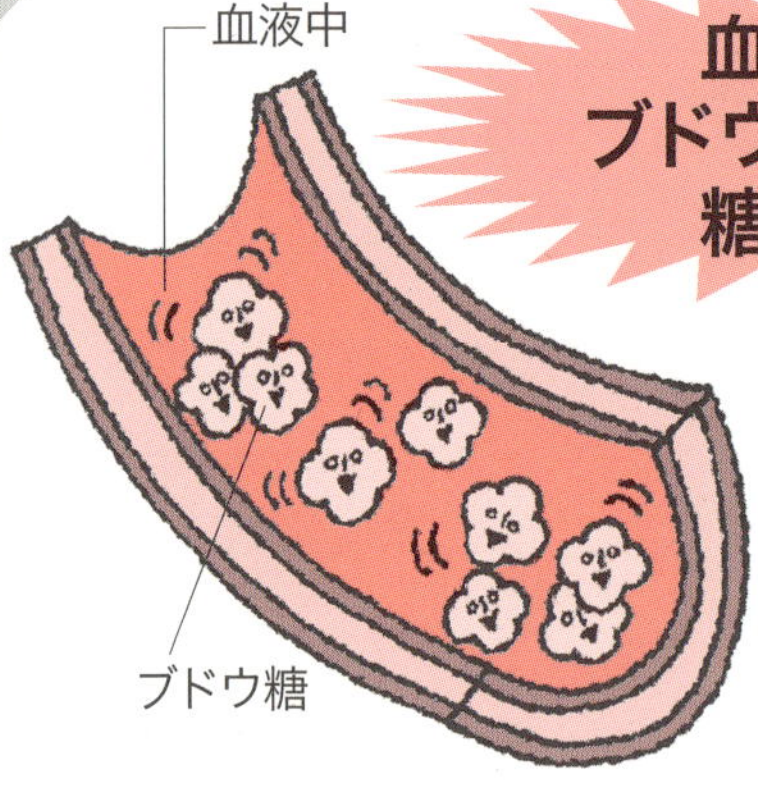

インスリン抵抗性が高まると、血液中のブドウ糖をエネルギー源として利用することができず、血液中にブドウ糖が増えていく。やがて、糖尿病を発症する。

内臓脂肪がたまると……

食事から摂取したブドウ糖は、インスリンの働きによって、
からだのエネルギー源として利用される。しかし、内臓脂肪がたまると、
ブドウ糖の処理がうまくいかず、糖尿病を引き起こす。

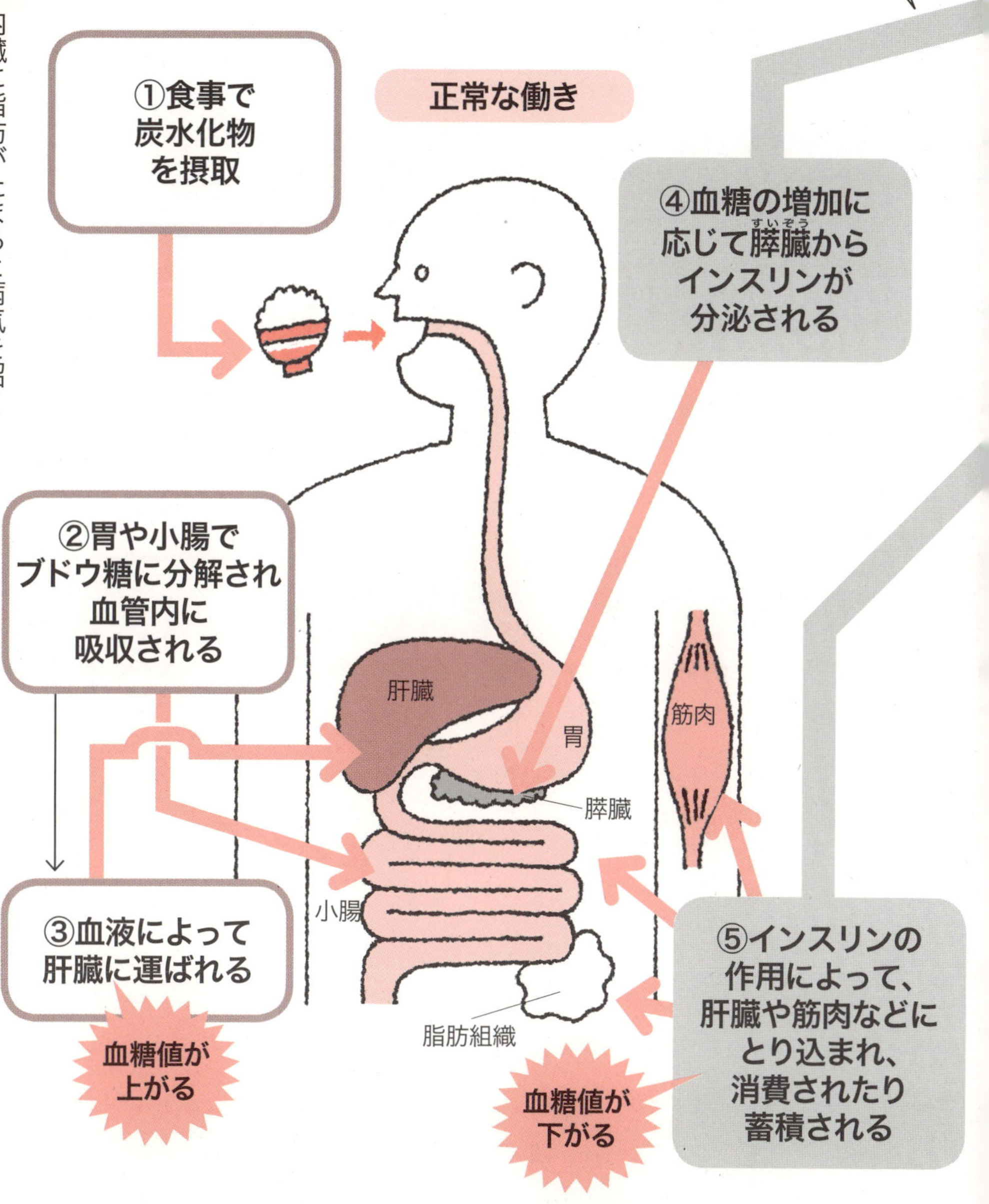
正常な働き
①食事で炭水化物を摂取
②胃や小腸でブドウ糖に分解され血管内に吸収される
③血液によって肝臓に運ばれる
血糖値が上がる
④血糖の増加に応じて膵臓《すいぞう》からインスリンが分泌される
肝臓
胃
膵臓
筋肉
小腸
脂肪組織
⑤インスリンの作用によって、肝臓や筋肉などにとり込まれ、消費されたり蓄積される
血糖値が下がる

メタボの招く病気

動脈硬化

〝メタボ〟体型の人は動脈硬化を起こしやすい

　メタボリックシンドロームが危険なのは、血管の動脈硬化を進行させるからです。

　動脈硬化は加齢によっても起こります。年をとると肌のハリが失われてくるのと同じで、血管の弾力が失われて硬くなってくるのです。

　しかし、メタボリックシンドロームになると、年齢にかかわらず動脈硬化が進行し、動脈硬化が原因で起こる心臓や脳の危険な病気を発症するリスクが高くなります（P40参照）。

◆血管壁が盛り上がり動脈硬化が起きる◆

中性脂肪が増えるとLDLが増える

P50 詳細

血液中の中性脂肪が増えると、ＶＬＤＬが増え、ＬＤＬも増加する。スモールデンスＬＤＬも増える。

増えすぎたLDLが血管壁に入り込む

ＬＤＬやスモールデンスＬＤＬが、高血圧やストレス、喫煙などによって傷つけられた血管壁に入り込みはじめる。

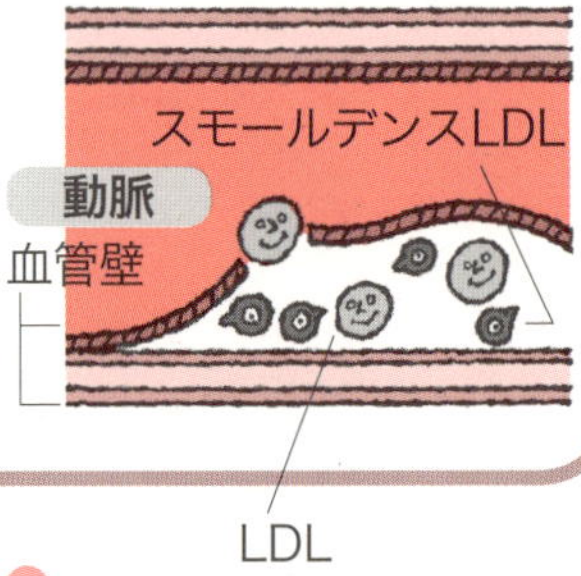

動脈硬化

動脈の血管壁が盛り上がり、血液が流れにくくなる

血管壁内にマクロファージの残骸などが粥状にたまる（アテローム）。血管壁が肥厚して、血行が悪くなり動脈硬化になる。

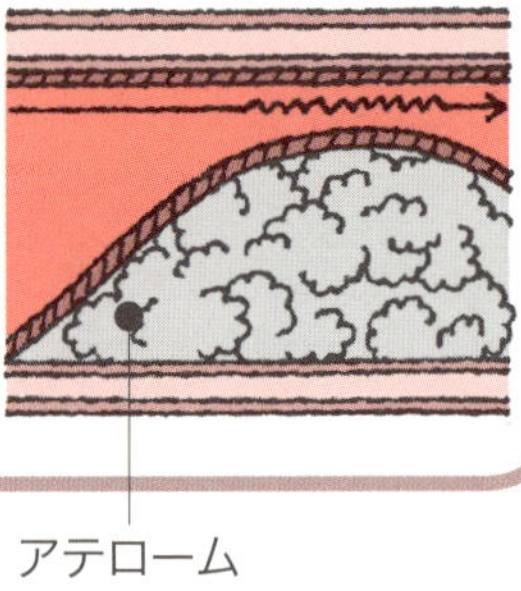

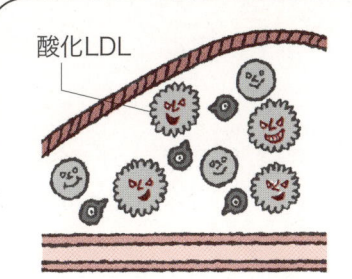

①LDLが酸化し、酸化LDLになる

血管壁内に入り込んだＬＤＬは、酸化して変性し、酸化ＬＤＬとなる。酸化 LDL になると細胞にとり込まれにくくなり、血管壁内にたまっていく。

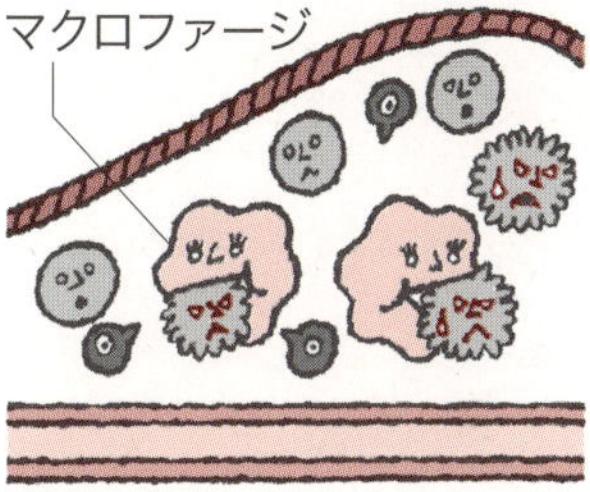

②マクロファージが酸化LDLをとり込む

白血球の一種で細菌などの異物をとり込んで排除するマクロファージが、おもに酸化ＬＤＬを食べに集まる。マクロファージの中に酸化ＬＤＬがとり込まれていく。

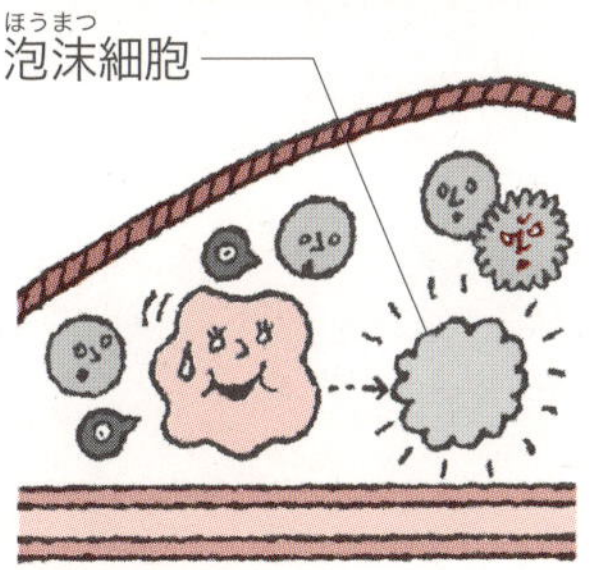

③酸化LDLをとり込んだマクロファージが泡沫細胞になる

酸化ＬＤＬをとり込み続けたマクロファージは、処理できなくなると泡沫細胞となり、死滅する。

Column

スモールデンスLDLは中性脂肪がつくる

中性脂肪が増えると、ＬＤＬよりも小型の「スモールデンスＬＤＬ」が増えます。これは粒子が小さく血管壁に入り込みやすいので、動脈硬化を強く促進する〝超悪玉〟とも言われています。

命にかかわる病気を起こしてからでは遅い

動脈硬化そのものには自覚症状がないため、突然に心筋梗塞や脳梗塞などを起こし、動脈硬化が進んでいたことに気づく人もいます。

しかし、発症してから自力で改善することは困難です。〝脱メタボ〟を今から目指すことが大事です。

◆動脈硬化は血管の病気を引き起こす◆

血 管 が 詰 ま る

【心臓】【脳】

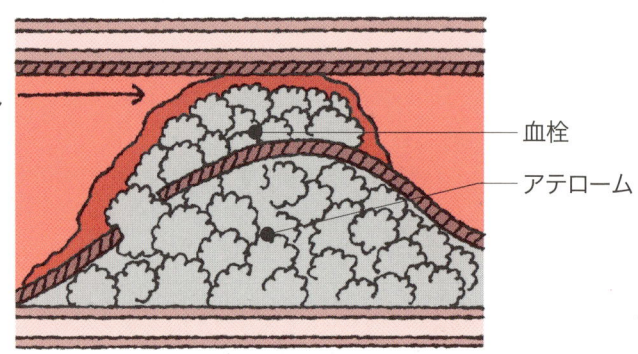

動脈硬化が進行すると、血管壁内にアテロームが形成される。アテロームの被膜が破れると、そこに血小板が集まり血栓（血液の塊）をつくる。この血栓が血管をふさぐと、血流が途絶えて心筋梗塞や脳梗塞が起こる。

心臓

胸の激痛が長時間続く

心筋梗塞

心臓の冠動脈に血栓が詰まり、血流が途絶え、心筋が壊死する。激しい胸痛が長時間続くのが特徴。突然死を招くこともある。

脳

半身の麻痺《まひ》やしびれが起こる

脳梗塞（アテローム血栓性梗塞）

脳の動脈に血栓が詰まることで起こる。半身の麻痺やしびれ、めまい、ろれつが回らないなどの症状があらわれる。後遺症が残ることも。

血管が狭まる【心臓】

アテロームにより血管内腔が狭まり、血行が悪くなる。心臓の冠動脈で起こると狭心症を招く。血管壁が破れにくいのが安定狭心症、破れやすい不安定狭心症。

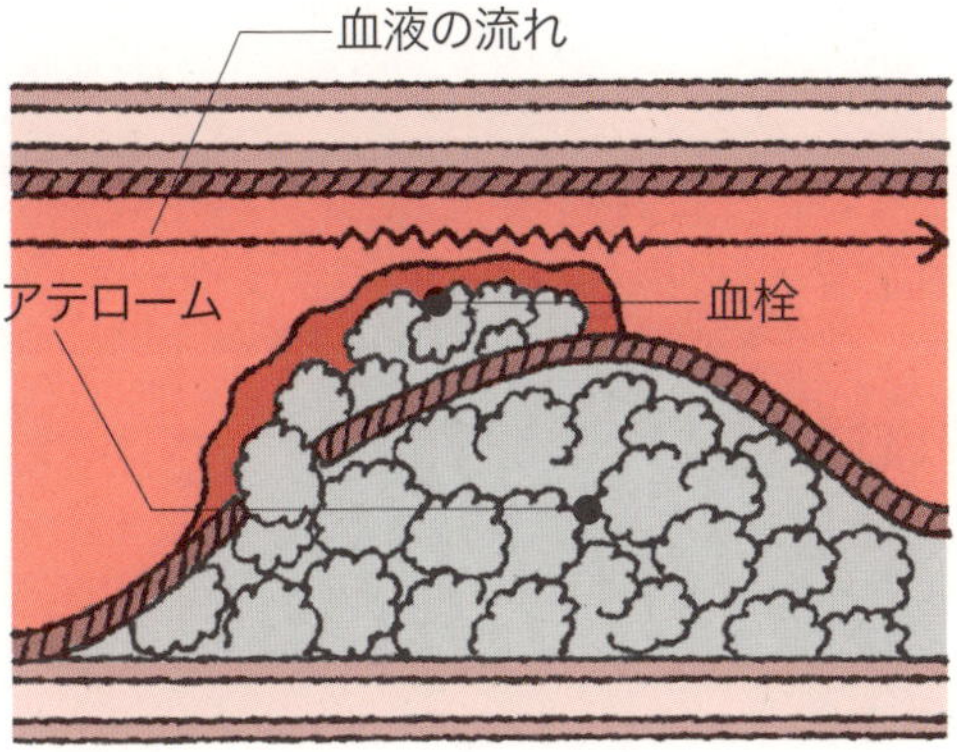

胸に突然激痛が走るが、15分以内におさまる

狭心症
（不安定狭心症）

血管の一部が破れ血栓ができると、心筋が一時的に血流不足に陥る。胸の激痛が起こるが、15 分以内におさまる。

血管が破れる【脳】

動脈硬化が進行すると、血管壁がもろくなる。動脈の内腔が狭くなると血行が悪くなり、血管壁が破れ、出血が起こる。

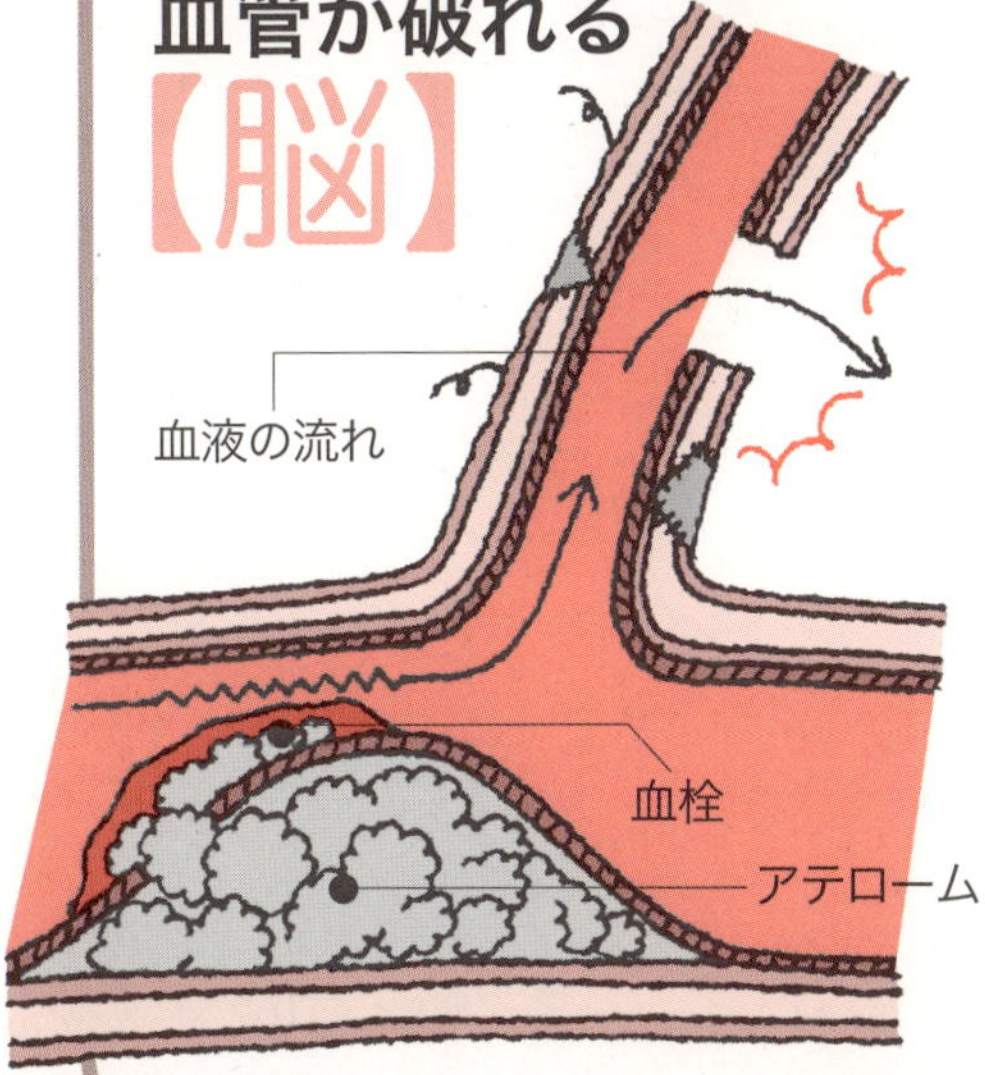

手足のしびれや吐き気が起こる

脳出血

脳の細い血管が破れて出血を起こすのが脳出血。手足の麻痺やしびれ、吐き気、頭痛などがあらわれ、重症の場合には意識不明に陥ることも。

たばこで悪化する

副流煙は主流煙より有毒

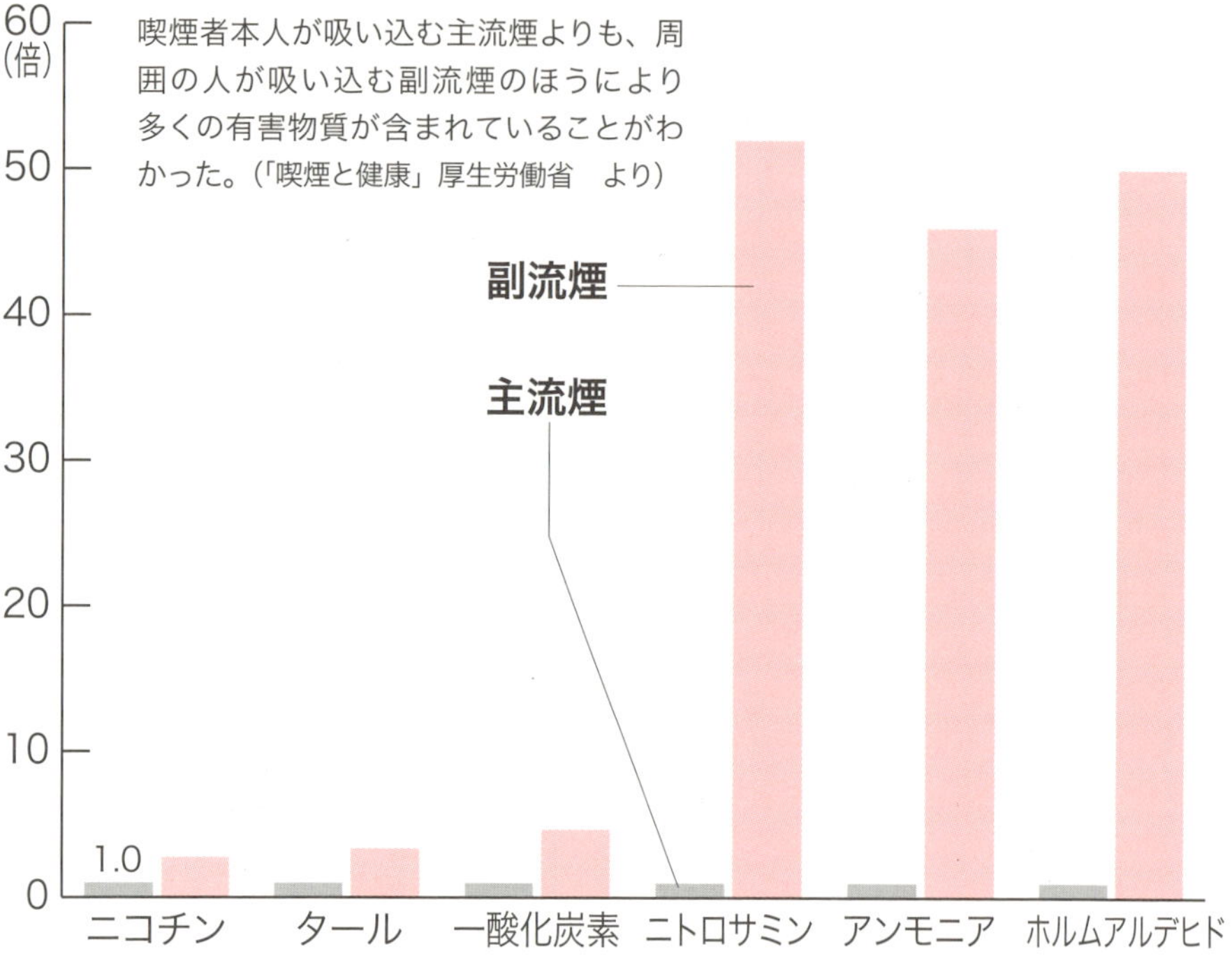

たばこの煙には動脈硬化を促進させる、毒性の強いニコチンをはじめ、多くの有害物質が含まれています。

ニコチンは血管壁をもろくします。また、より動脈硬化を悪化させる酸化ＬＤＬを多くつくり出すとともに、動脈硬化を防ぐ働きをするＨＤＬを減らしてしまいます。

近年は世界的な禁煙の広がりもあり、たばこをやめる人が増えています。

しかし、他人の煙を吸い込むだけでもからだに害があるので、喫煙所を避けるなど、注意しましょう。

副流煙には、主流煙以上に有害物質が含まれています（グラフ参照）。

動脈硬化は

ニコチンが血管壁をもろくする

正常な血管壁

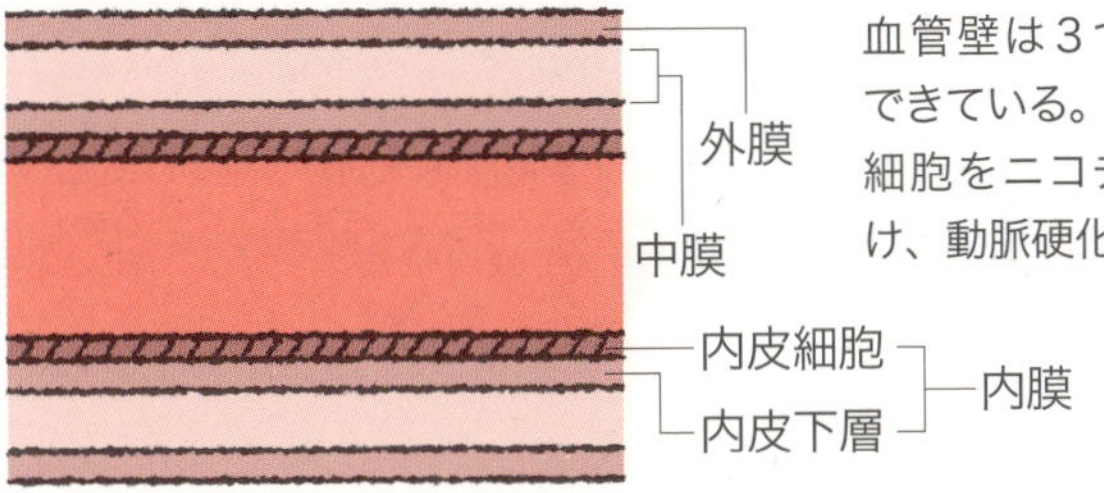
外膜
中膜
内皮細胞
内皮下層
内膜

血管壁は3つの膜からできている。内膜の内皮細胞をニコチンが傷つけ、動脈硬化を促進。

喫煙者の血管壁

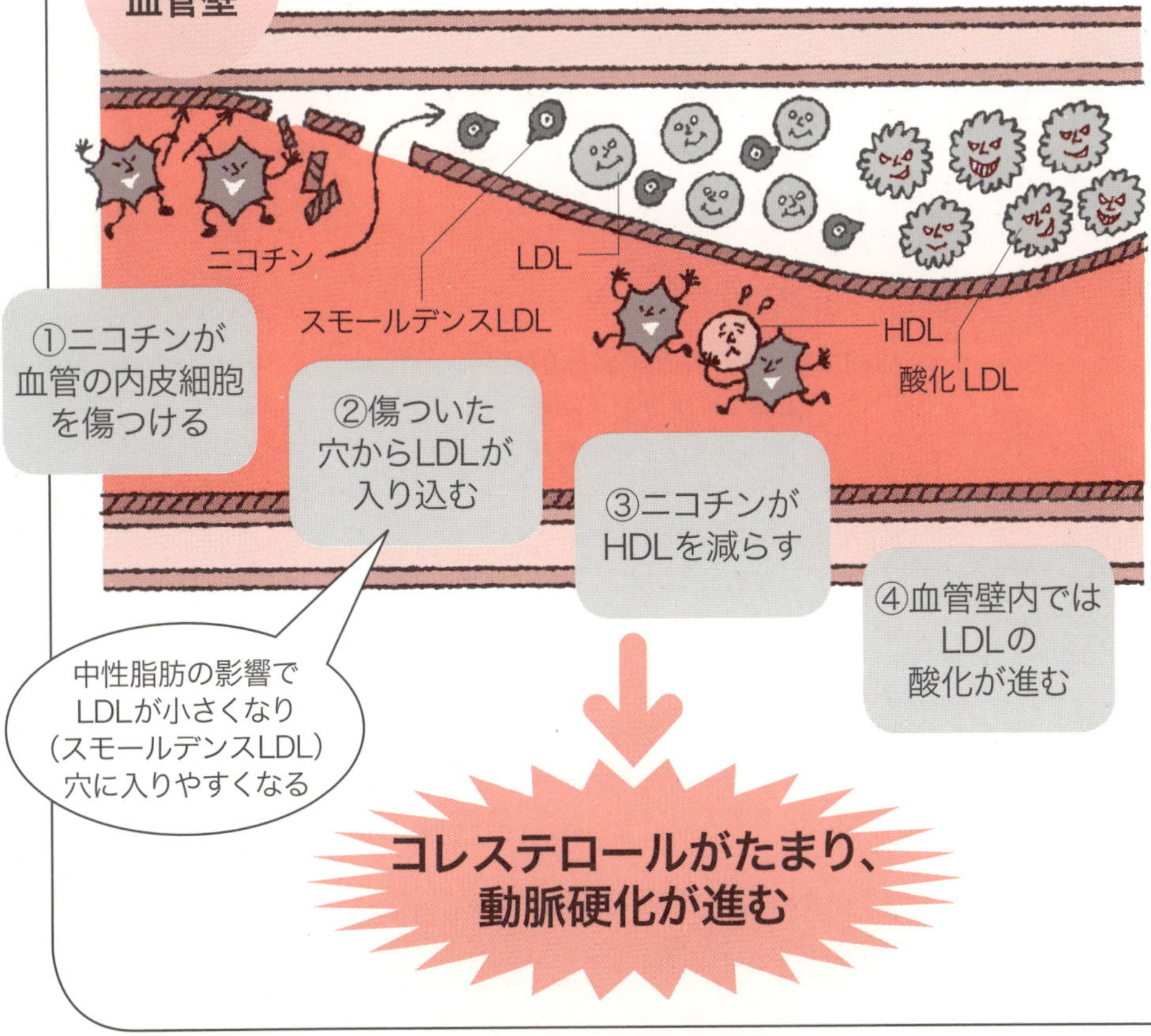
ニコチン
LDL
スモールデンスLDL
HDL
酸化 LDL
①ニコチンが血管の内皮細胞を傷つける
②傷ついた穴からLDLが入り込む
中性脂肪の影響でLDLが小さくなり（スモールデンスLDL）穴に入りやすくなる
③ニコチンがHDLを減らす
④血管壁内ではLDLの酸化が進む
コレステロールがたまり、動脈硬化が進む

Column

脂肪が招く 肝臓・腎臓・膵臓《すいぞう》の病気

中性脂肪が内臓に蓄積する生活を送っていると、脂質異常症・メタボリックシンドロームのほかに、さまざまな臓器の病気を引き起こします。

脂肪肝

自覚症状はないが、肝がんの引きがねとなる

中性脂肪が肝臓の細胞の約 30%以上たまった状態。お酒をよく飲む人に多い。お酒を飲まない人でも脂肪肝が引き起こす非アルコール性脂肪肝炎（NASH）になる。ほうっておくと肝がんにつながることも。

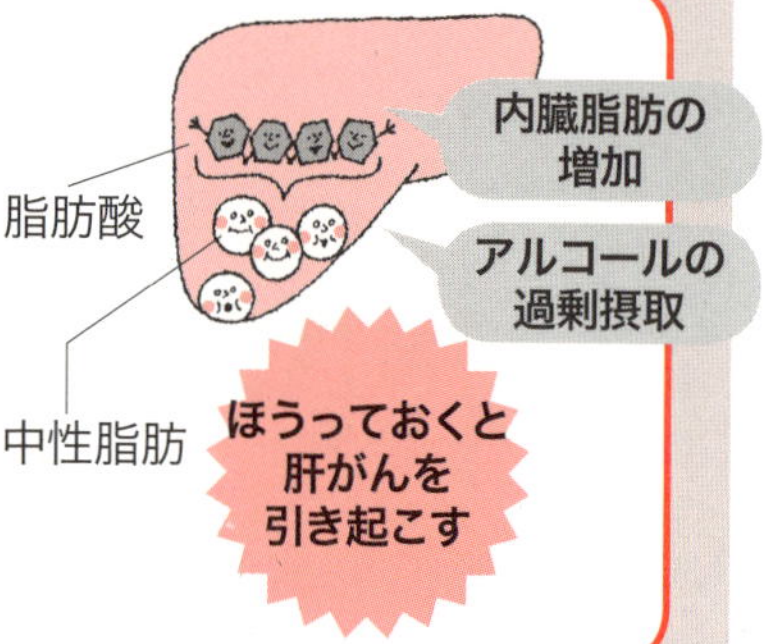
脂肪酸
中性脂肪
内臓脂肪の増加
アルコールの過剰摂取
ほうっておくと肝がんを引き起こす

痛風

尿酸がたまり、関節に激痛が走る

血液中に尿酸が増えすぎて結晶化し、関節にたまって強い炎症が起こる。尿酸はプリン体（魚や動物の内臓などに多く含まれる）の分解・代謝後につくられる。肥満やプリン体を多くとる食事が痛風の原因と言われている。

また、HDLコレステロールが少ない人にもよくみられる。

急性膵炎

飲酒後など腹部の中心に急激な炎症が起こる

脂肪の多い食事やアルコールのとりすぎによって起こる膵臓の炎症。膵臓内で膵液の働きが活発になりすぎて、膵臓自体が消化されるために起こる。食事から約2時間後、背中などにも激痛が走ることがある。

ほかに食欲不振や下痢などの症状もある。

第3章

改善をはじめる前に。

中性脂肪の基礎知識を得る

中性脂肪って何？
診断書上の中性脂肪の名前は？
コレステロールとの違いは？
診断書で中性脂肪値が高めと言われた人が、
改善にとりくむ前の問題を解決します。

Q 中性脂肪って何？どのような働きをしているの？

A 血液中の脂質の1つです。食べものから摂取されたり、肝臓で合成されたり、エネルギー源になります。

リポたんぱくに姿をかえて血液中を流れている

中性脂肪とは、体内にある脂質の1つ。食事から摂取するものと肝臓でつくられるものがあります。

中性脂肪は本来水に溶けません。水に溶けやすいアポたんぱくやリン脂質に包まれ、血液にのって運ばれます。これらが結合した粒子が「リポたんぱく」。リポたんぱくは、脂質の割合で5種類に分けられます（左ページ参照）。

食事によって摂取された中性脂肪は、小腸でカイロミクロンになり、リポたんぱくリパーゼという酵素によって脂肪酸（遊離《ゆうり》脂肪酸）やＨＤＬに分解。残ったもの（カイロミクロンレムナント）は肝臓にとり込まれます。

また、肝臓では脂肪酸を材料に中性脂肪を合成し、エネルギー源としてＶＬＤＬが脂肪組織などへ送られます。エネルギー源として使われるときは、脂肪酸に分解され血液中に放出されます。

PLUS 脂質はリポたんぱくになって血液中に放出される

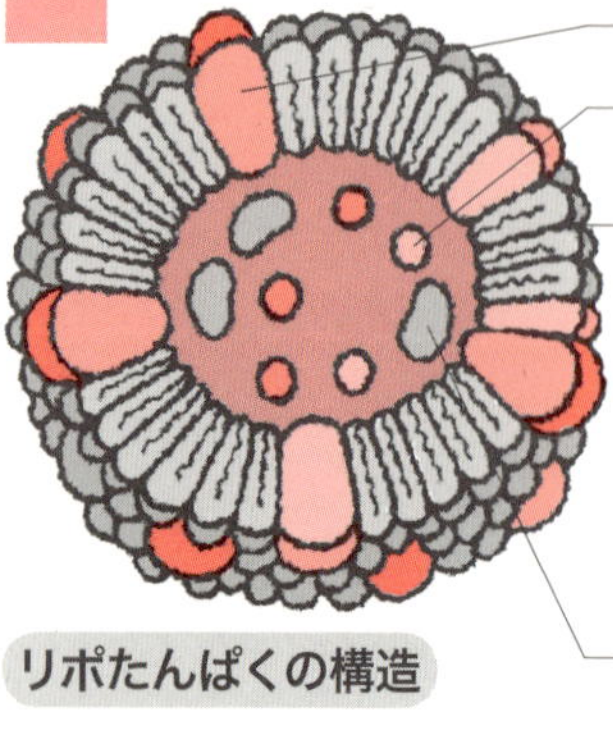

中性脂肪はアポたんぱくやリン脂質と結合し「リポたんぱく」となり、血液中を流れています。

リポたんぱくの構造

◆食事から摂取されたり、肝臓でつくられる◆

中性脂肪の体内での働き

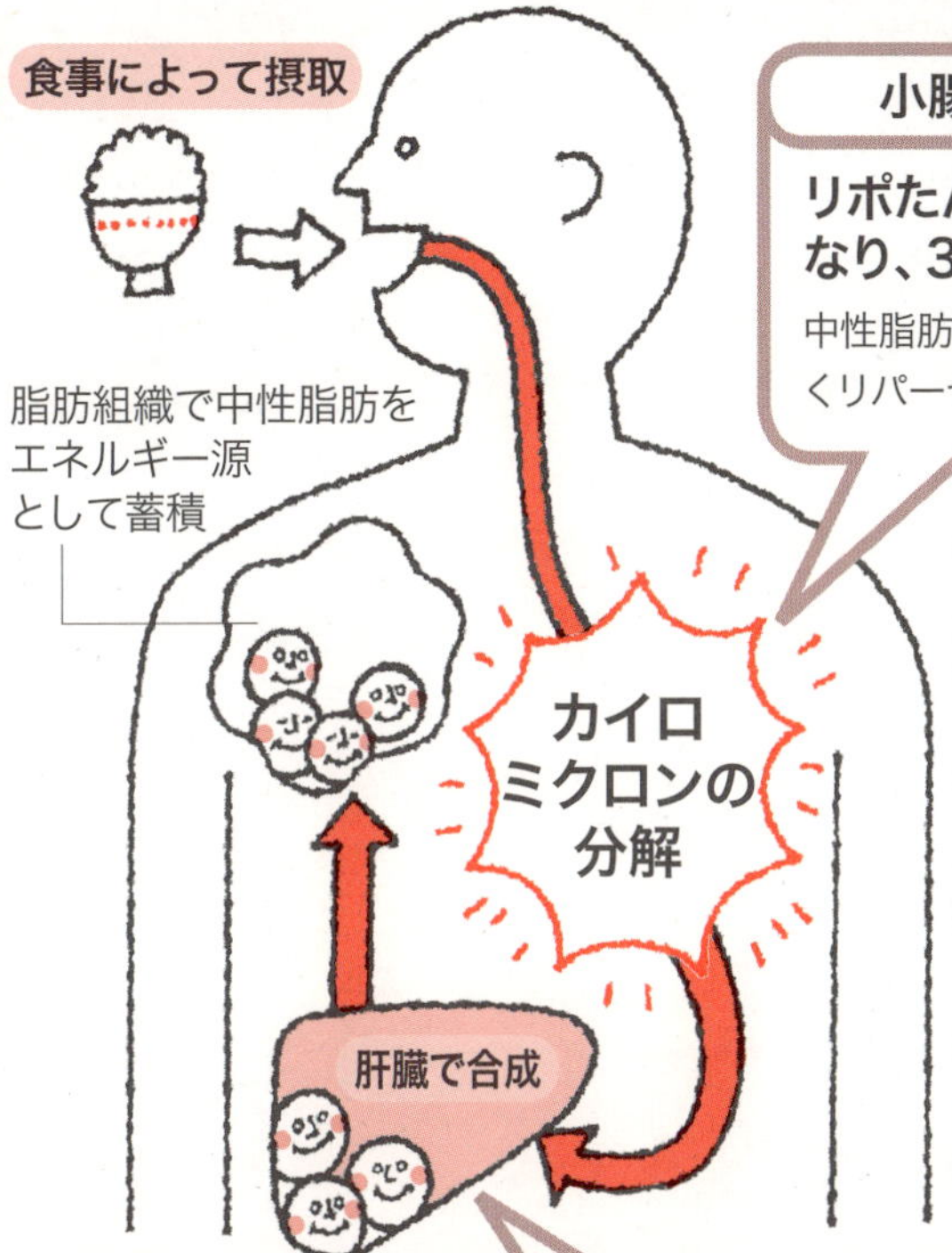
食事によって摂取
脂肪組織で中性脂肪を
エネルギー源
として蓄積
カイロ
ミクロンの
分解
肝臓で合成

小腸で分解

リポたんぱく「カイロミクロン」になり、3種類に分解される

中性脂肪はカイロミクロンに。リポたんぱくリパーゼ（酵素）によって分解（Ⓐ～Ⓒ）。

Ⓐ脂肪組織に蓄えられる

脂肪酸となり、脂肪組織に蓄えられからだのエネルギー源となる。

Ⓑ肝臓にとり込まれる

カイロミクロンレムナントとなり、肝臓にとり込まれる。

Ⓒリポたんぱく HDLになる

リポたんぱくのHDLとなり、余分なコレステロールを肝臓に戻す。

肝臓で分解　リポたんぱく「VLDL」となりからだに中性脂肪を運ぶ

合成された中性脂肪は肝臓でVLDLに。その後脂肪酸となりエネルギー源に。

リポたんぱくは脂質の割合で5つに分けられる

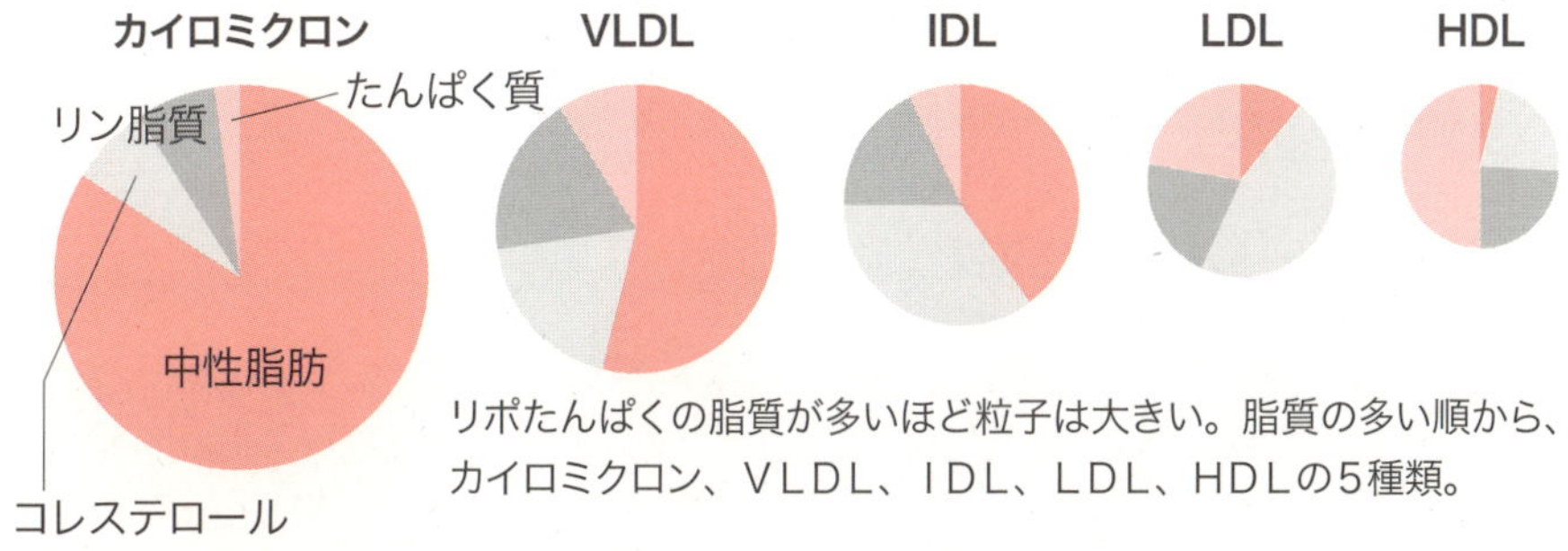
カイロミクロン
VLDL
IDL
LDL
HDL
たんぱく質
リン脂質
中性脂肪
コレステロール

リポたんぱくの脂質が多いほど粒子は大きい。脂質の多い順から、カイロミクロン、VLDL、IDL、LDL、HDLの5種類。

Q 診断書に「中性脂肪」と記されていません。どこをどうみれば良い？

A 中性脂肪は血清脂質の項目にトリグリセライド（TG）と記されています。コレステロール値も高いと病気を招きます。チェックしてみましょう。

血清脂質の数値が高いと動脈硬化を促進する

中性脂肪値は血液検査でわかります。「中性脂肪値」と記載されていない場合には、「血清脂質」という項目の「トリグリセライド（TG）」の値を見てください。これが中性脂肪値です。

中性脂肪値が高いと、血管の動脈硬化（P38参照）が進みやすくなります。動脈硬化は進行していても自覚症状があらわれません。定期的に検査をし、適正値（左図参照）をこえていないか確認を。

血液中には中性脂肪のほかにコレステロール、リン脂質、脂肪酸といった脂質も含まれています。中性脂肪についで大きな割合を占めるのは、コレステロール。コレステロールには2種類あります。

LDLコレステロールは数値が高いほど、HDLコレステロールは数値が低いほど動脈硬化を促進します（P50〜53参照）。2つの検査値も必ずチェックしてみて。

PLUS 血液中には4種類の脂質がある

中性脂肪
脂肪組織や肝臓に貯蔵され、長時間エネルギー補給がないとき使用。

コレステロール
からだをつくっている細胞膜の構成成分。副腎皮質ホルモンや胆汁酸の材料に。

リン脂質
細胞膜の構成成分。体内の脂質を血液中に溶け込ませる働きもある。

脂肪酸（遊離《ゆうり》脂肪酸）
中性脂肪が分解されたもので、すぐにエネルギーとして使うことができる。

◆中性脂肪の適正値は150mg /dℓ未満◆

ここが中性脂肪の項目

血清脂質	トリグリセライド（TG）	150mg /dℓ未満
	HDL コレステロール	40mg /dℓ以上
	LDL コレステロール	持っている危険因子によって異なる

中性脂肪とHDLコレステロールは、一定の適正値が決められている。LDLコレステロールの適正値は、持っている危険因子によってかわる。

LDLコレステロールの適正値とは？

危険因子を持っていない		160mg /dℓ未満
加齢（男性45歳、女性55歳以上）、冠動脈疾患の家族歴、高血圧、高血糖、喫煙、HDLコレステロール値が40mg /dℓ未満	1～2つ当てはまる	140mg /dℓ未満
	3つ以上当てはまる	120mg /dℓ未満
糖尿病、脳梗塞《こうそく》、閉塞性の動脈硬化症のいずれかを発症した		120mg /dℓ未満
心臓病になったことがある		100mg /dℓ未満

LDLコレステロールは、動脈硬化に直接影響を与える。持っている危険因子（上の図参照）によって目標値を厳しく管理する必要がある。適正値はP50のフリーデワルドの式参照。（「脂質異常症治療ガイド 2008年版」日本動脈硬化学会　より）

Q ＬＤＬコレステロール値も高いのですが、どんな関係がありますか？

A 中性脂肪が増えると、ＬＤＬコレステロールも増えます。中性脂肪を多く含むリポたんぱく〝ＶＬＤＬ〟が血液中で〝ＬＤＬ〟に変化するからです。

中性脂肪からＬＤＬがつくられる

中性脂肪値が高い人は、ＬＤＬコレステロール値も高くなりがちです。

血液中の脂質は、リポたんぱくとしてからだの各組織に運搬されます。

まず、肝臓で中性脂肪とコレステロールを多く含むＶＬＤＬがつくられます。先に中性脂肪が各組織に運ばれるため、リポたんぱく内は中性脂肪が減り、コレステロールの割合が増えます。コレステロールが約半分を占めたリポたんぱくをＬＤＬとよびます。また、増えすぎたＬＤＬは血管壁に入り込みます。

ＬＤＬはコレステロールを各組織に届けた後、肝臓に戻ります。

ＶＬＤＬは血液中の中性脂肪が増える分だけつくられます。最終的にＬＤＬに変化するため、中性脂肪の増加はＬＤＬを増やす原因となります。

PLUS　LDLコレステロール値の計算法

従来のコレステロール値は、総コレステロール値（血液中のコレステロールの合計値）とＨＤＬコレステロール値が記されていました。診断書にＬＤＬコレステロール値がない場合は下の計算法で確認して。

LDLコレステロール値の計算法（フリーデワルドの式）

総コレステロール値 － HDLコレステロール値 －（中性脂肪値÷5）＝ LDLコレステロール値

◆VLDLは中性脂肪を運ぶ途中でLDLになる◆

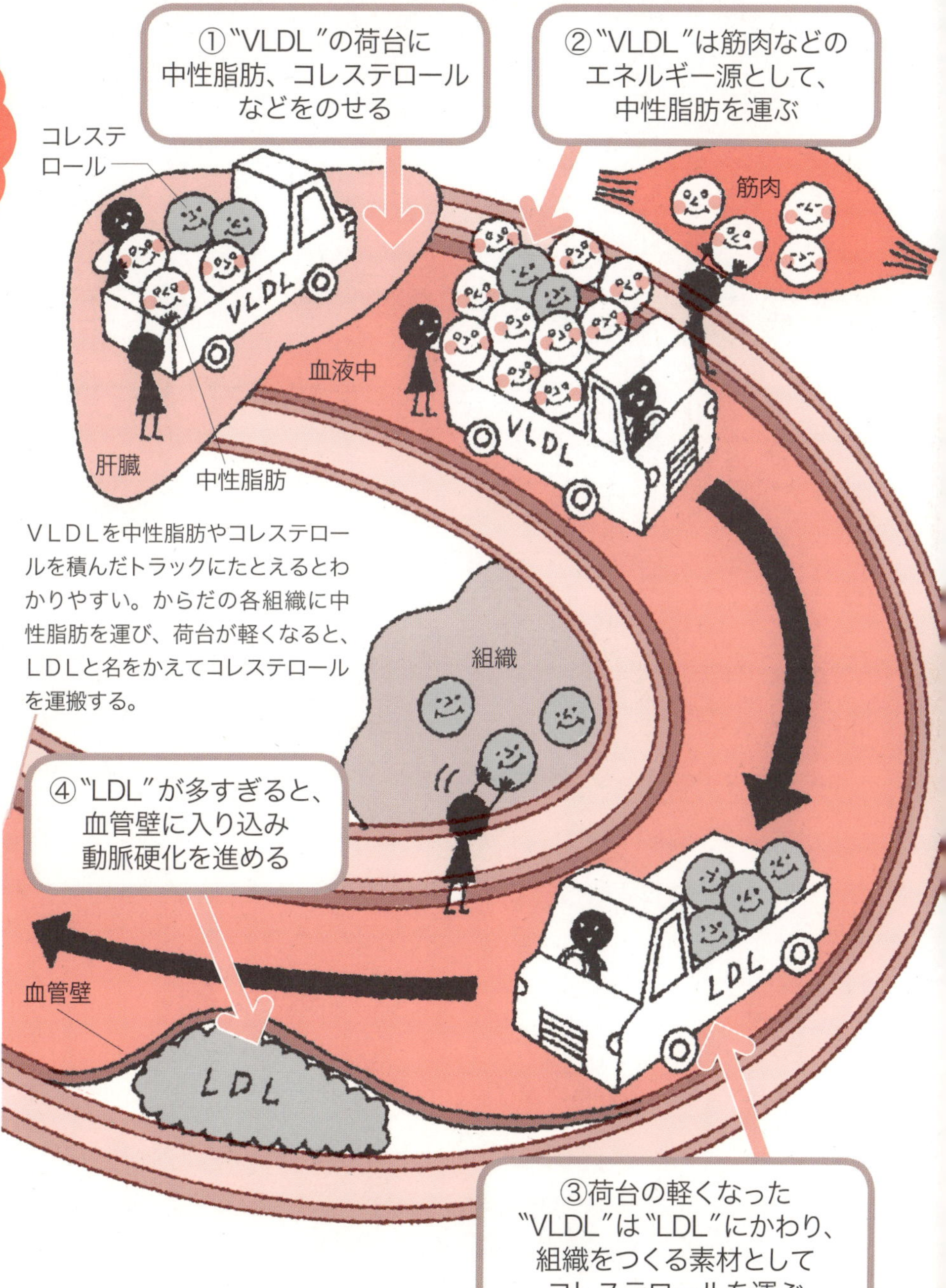
①"VLDL"の荷台に
中性脂肪、コレステロール
などをのせる
②"VLDL"は筋肉などの
エネルギー源として、
中性脂肪を運ぶ
コレステロール
筋肉
VLDL
血液中
肝臓
中性脂肪
組織
④"LDL"が多すぎると、
血管壁に入り込み
動脈硬化を進める
血管壁
LDL
③荷台の軽くなった
"VLDL"は"LDL"にかわり、
組織をつくる素材として
コレステロールを運ぶ

ＶＬＤＬを中性脂肪やコレステロールを積んだトラックにたとえるとわかりやすい。からだの各組織に中性脂肪を運び、荷台が軽くなると、ＬＤＬと名をかえてコレステロールを運搬する。

Q 中性脂肪値が高く、HDLコレステロール値が低いのですが、大丈夫ですか？

A 中性脂肪はHDLコレステロールを減らします。HDLコレステロールが少なくなると、からだに悪い働きをするLDLコレステロールが増えてしまいます。

HDLコレステロールが動脈硬化を防ぐ

〝コレステロールは高いと良くない〟と考えがちですが、HDLコレステロール値は低いと、からだへの悪影響が心配されます。

リポたんぱくHDLは肝臓で合成されたり、VLDLがLDLに変化した後につくられます。HDLのおもな働きは、からだの末梢組織の血管壁にたまっている余分なコレステロールの回収。つまり、動脈硬化（P38参照）から血管を守っているのです。

そのため、リポたんぱくに含まれるコレステロールは〝善玉コレステロール〟とよばれています。

中性脂肪との関係ですが、中性脂肪が増えると、HDLは減少します。また、HDLが減ると、LDLが増加します。

中性脂肪が多く、HDLが少ない状態は、動脈硬化のリスクがより一層高まり危険なのです。数値が低い場合は注意しましょう。

PLUS 中性脂肪が増えるとHDLコレステロールが減る

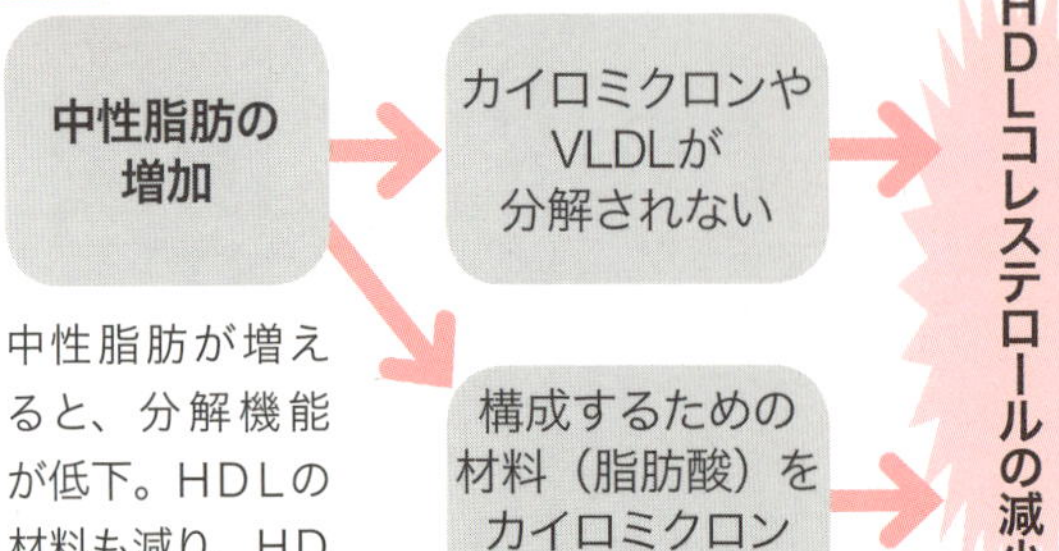
構成するための材料（脂肪酸）をカイロミクロンなどにとられる

中性脂肪が増えると、分解機能が低下。HDLの材料も減り、HDLが減少します。

◆リポたんぱくHDLが減ると、動脈硬化に◆

食事などから
コレステロールを
摂取

血液中で
リポたんぱくLDLに

良い働き

細胞膜などの
素材となる
コレステロール
を運ぶ

LDLは、からだの細胞膜の素材となるコレステロールを各組織に運搬する。

悪い働き

血管壁に
たまりやすく、
血管壁内
で酸化

動脈硬化を
食い止められない

余分なLDLが血管壁に入り込むと、「酸化LDL」になり、コレステロールが血管壁にたまる（P38参照）。LDLが増えるとHDLが減少。コレステロールを回収できず、動脈硬化の進行を食い止められない。

血液中で
リポたんぱくHDLに

たまった
コレステロールを
回収する

コレステロールを
肝臓まで運び、
排泄させる

HDLは、血管壁にたまった余分なコレステロールを回収し、肝臓まで戻し、排泄。

本来はHDLの回収により血管壁にたまったコレステロールの塊《かたまり》は小さくなり、動脈硬化がおさえられる。

Column

食後、約12時間かけて中性脂肪値は元に戻る

　中性脂肪値は食事や薬の影響を受けます。食事でとった中性脂肪はカイロミクロンとなり、分解されてから消えるのに12時間必要。正しい数値をはかるには検査の前日から食事を控えて。

注意

□前日に食べすぎたり飲みすぎたりした場合、数値が元に戻るのに時間がかかる

□服薬する場合も、数値が上がる（P20参照）ため医師と相談

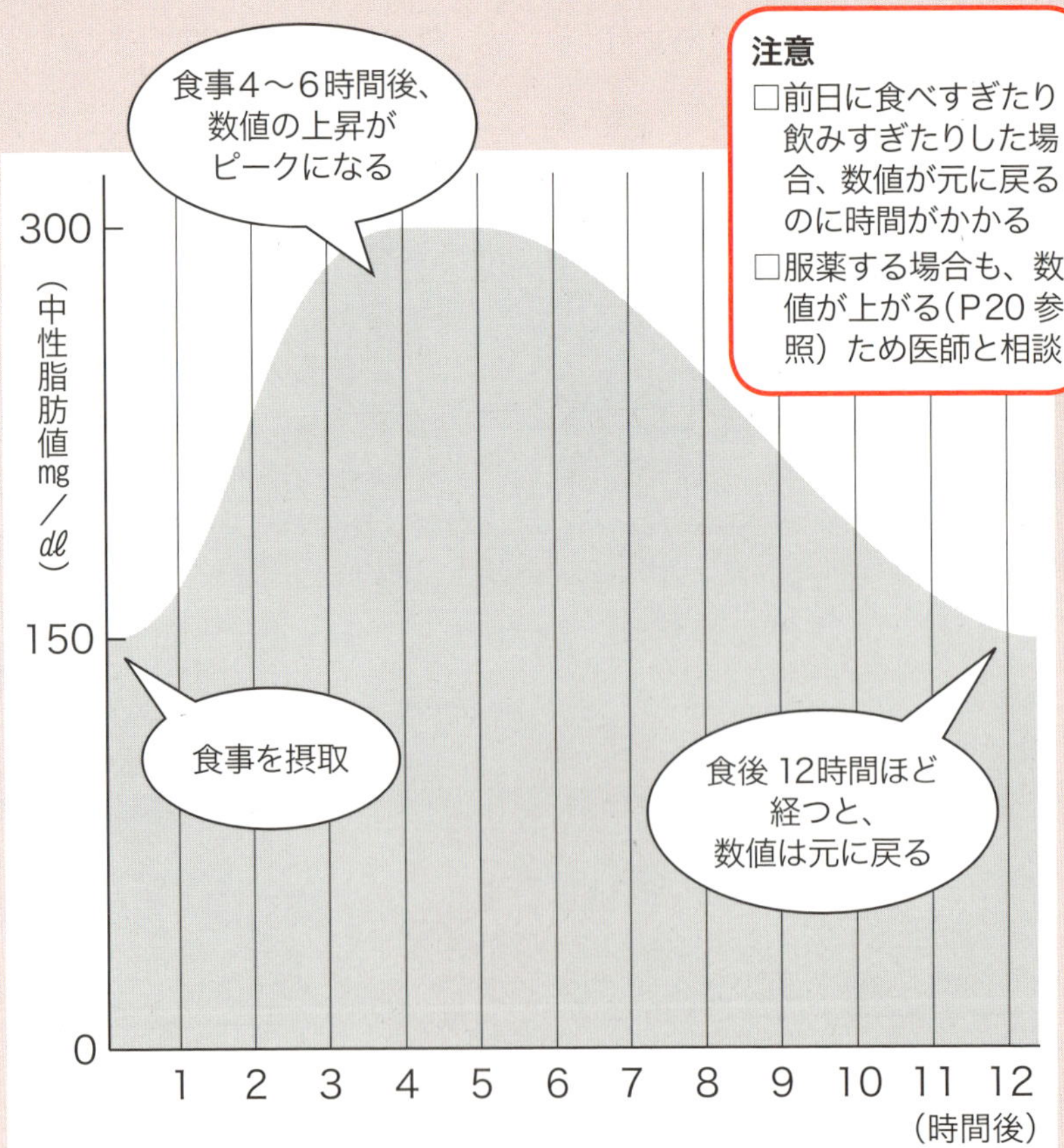
食事4〜6時間後、数値の上昇がピークになる
300
150
0
（中性脂肪値mg／dℓ）
食事を摂取
食後12時間ほど経つと、数値は元に戻る
1 2 3 4 5 6 7 8 9 10 11 12
（時間後）

第4章

中性脂肪値を食事で下げる

中性脂肪値は、食事を改善することで
下げることができます。
「食せいかつ日誌」を使って自分の食生活をチェックして、
偏食や食べすぎを見直していきましょう。

食事の改善

自力で数値を下げるには まず食べすぎと偏食をやめて

中性脂肪値が高い原因の大部分が大食いや偏食、飲酒といった食生活にあります。

まずは、食生活の問題点を見つけ、改善しましょう。コツさえつかめば簡単に中性脂肪値を下げることができます。

食事の改善のポイントは食べすぎを防ぐことと、食事の偏りをなくすことです。

自分の食事に問題点がないか確認してみて。

そして、問題点があった場合は実際に改善法を行いましょう（P58〜61参照）。

◆〝メタボ〟でなければ食事の改善に重点をおく◆

偏食があるが〝メタボ〟ではないタイプ

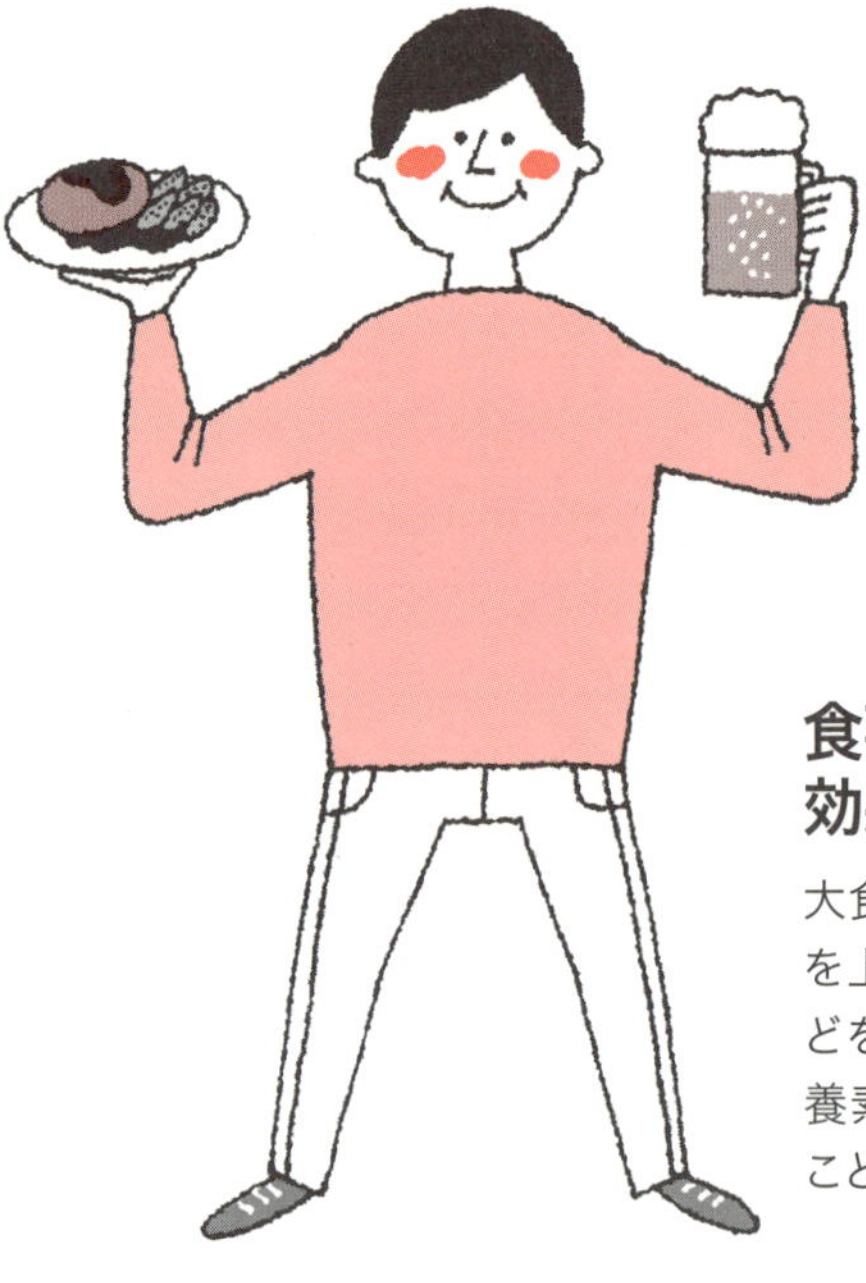

・ご飯をよくおかわりする
・油ものや甘いものをつい食べすぎてしまう
・お酒をよく飲む

↓

食事の改善で効果を得やすい

大食いではないが、中性脂肪値を上げやすいご飯や甘いものなどを好むため数値が上がる。栄養素のアンバランスを修正することがポイント。

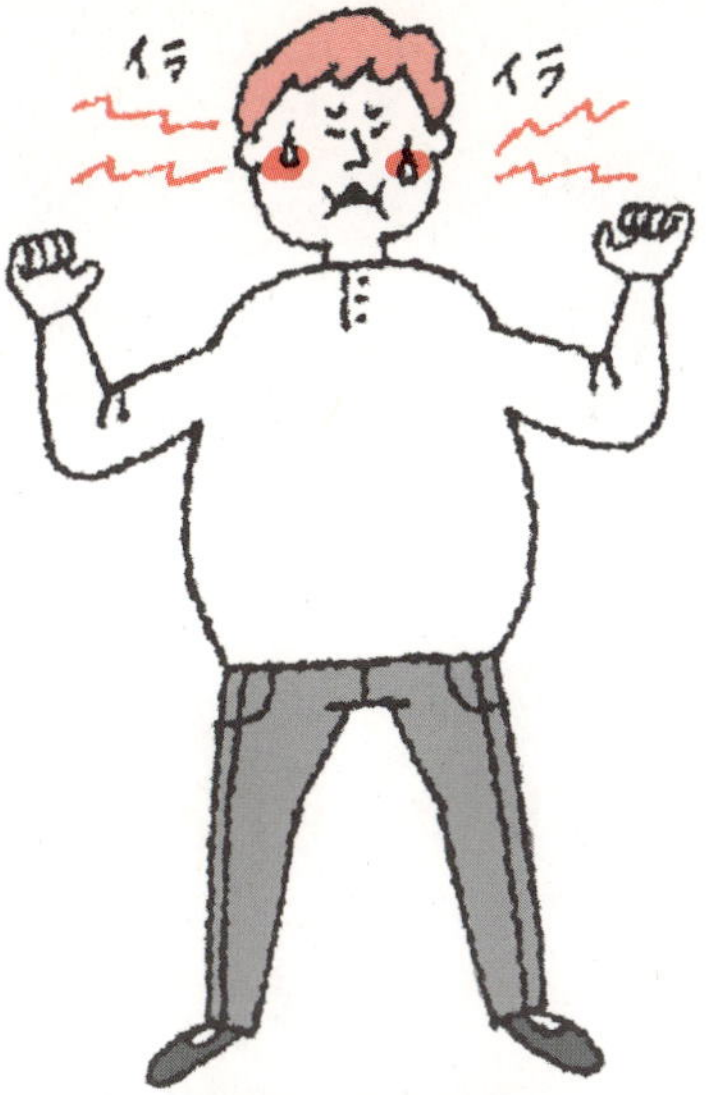
イラ
イラ

食事、運動などの悪習慣で“メタボ”になっているタイプ

- 1食に食べる量が多い
- お酒をよく飲む
- 運動不足である
- ストレスがたまっている
- メタボリックシンドローム（P28 参照）である

食事の改善とともに運動＆生活改善が必要

メタボリックシンドロームの人は、食事に加え、運動不足やストレスなど生活習慣に問題があることも。食事だけでなく運動、ストレスの解消（P94 〜参照）も必要。

生活全体を同時に見直すことが改善の基盤

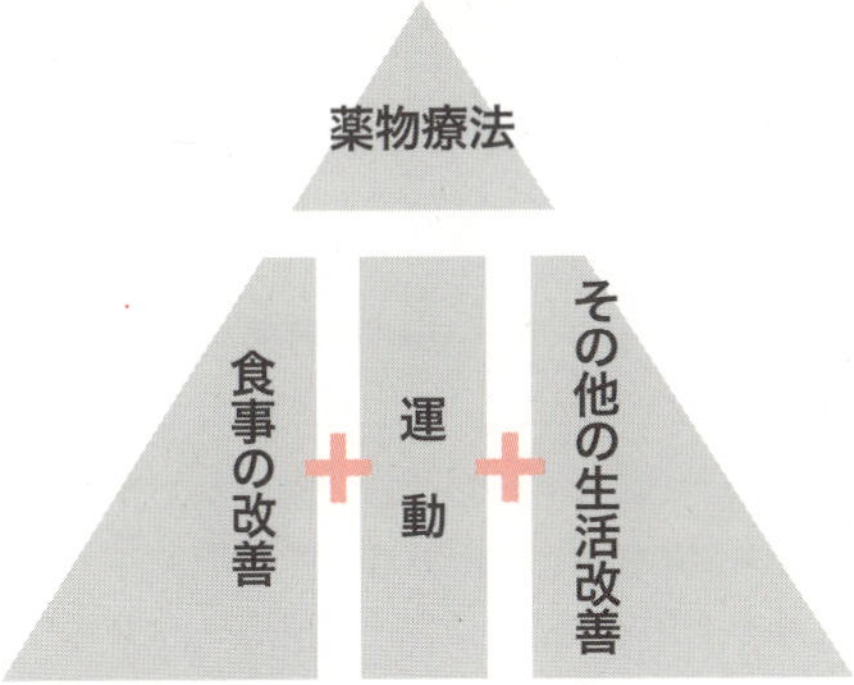
薬物療法
食事の改善
運動
その他の生活改善

食事の改善のポイント

①自分に必要な適正摂取エネルギーを知る
P 58 〜 59

②食べぐせをなおし、食事のバランスを整える
P 60 〜 61

“メタボ”の人は食事以外に生活習慣の改善も必要

メタボリックシンドロームになっている人も食事の改善で数値は多少改善できます。

しかし、食事のみで数値を高めている人に比べ、重大な病気の発症率が高いため、食事の改善とともに、運動や生活習慣の見直しが必要です。

取エネルギーを知る

理想的な1食のエネルギーとは……

普段の食事1食分のエネルギーを計算してみて。下の理想的な1食と照らし合わせると意外にエネルギーがオーバーしていることがある。

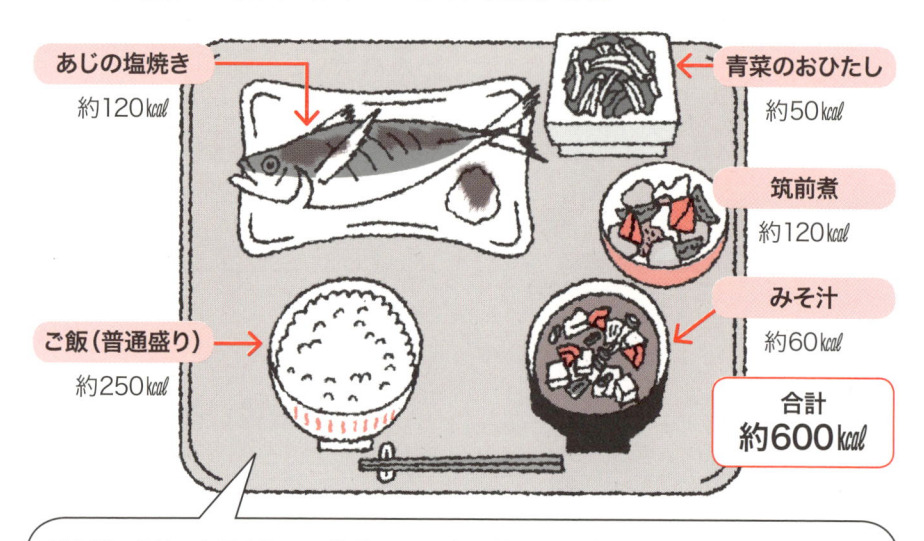

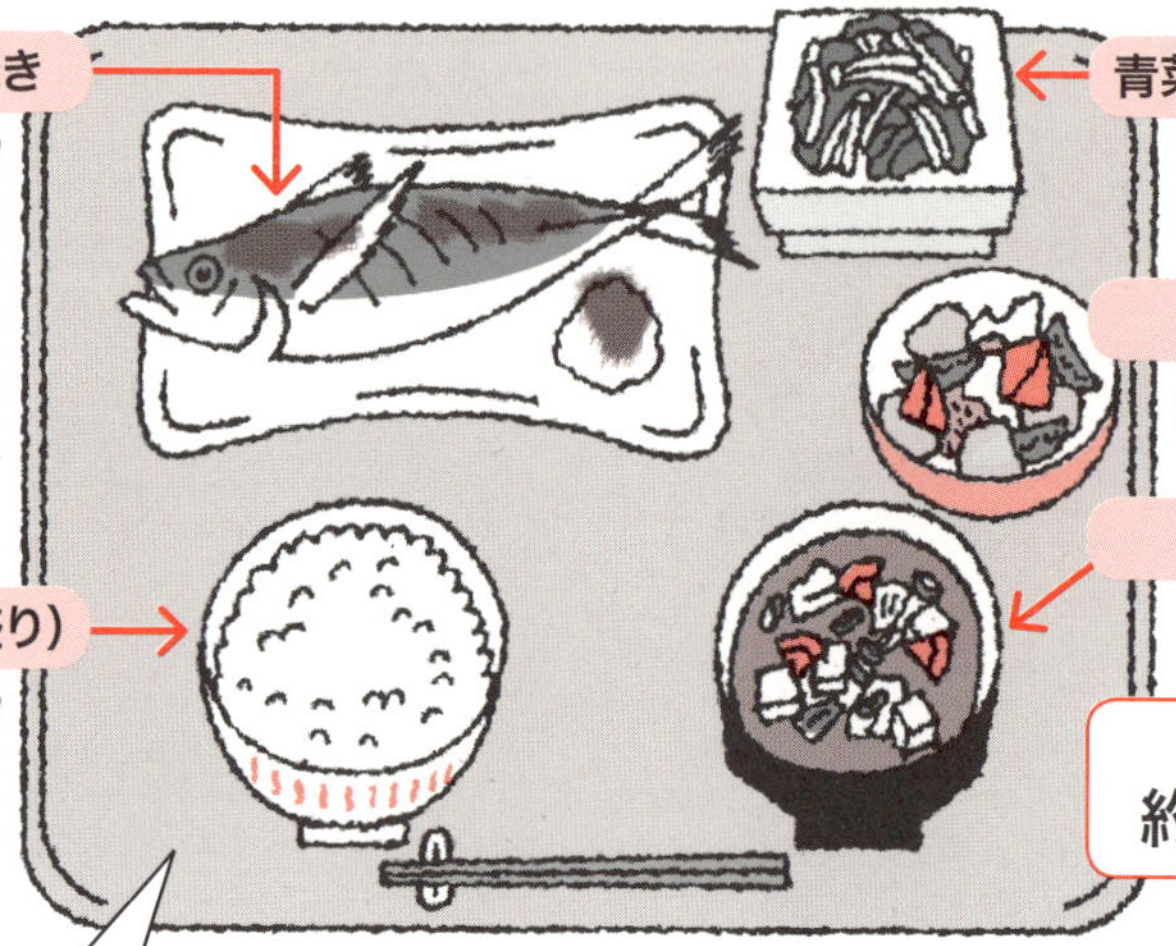

あじの塩焼き
約120kcal
青菜のおひたし
約50kcal
筑前煮
約120kcal
みそ汁
約60kcal
ご飯（普通盛り）
約250kcal
合計
約600kcal

例えば、男性、身長165cm、体重70kg、中労働の場合（体重1kgに必要なエネルギーを30に設定）、1日の適正摂取エネルギーは約1800kcal。1食分は適正摂取エネルギーの3分の1、約600kcalにおさめたい。上記のような献立を3回とると適正なエネルギー内におさめられる。ご飯をおかわりや大盛りにすると、摂取エネルギーをこえてしまう。

自分では〝普通の量〟と思っていても、エネルギーを計算してみるとオーバーしていることがあります。左ページの計算式を使って、適正摂取エネルギーを計算してみましょう。

適正量を知ったうえで、普段どれくらいエネルギーをとっているか確認してみましょう。

便利なエネルギー計算ツール

外食メニューやコンビニのお弁当、市販のデザートなどには栄養価や原材料を記載した栄養成分表が載っているものもあります。また、食品のエネルギーを簡単に調べるこ

改善ポイント① 自分に必要な適正摂

適正摂取エネルギーを計算する

適正摂取エネルギーを知ることで、食事量をコントロールし、食べすぎを防ぐことができる。

①標準体重を調べる

身長 [　　] m × 身長 [　　] m × BMI 22 ＝ 標準体重 [　　] kg

②適正摂取エネルギーを出す

標準体重 [　　] kg × 体重1kgあたり必要なエネルギー（1日あたり） [　　] kcal ＝ 適正摂取エネルギー（1日分） [　　] kcal

※数値に迷う場合、はじめは中間の数値を設定し、徐々に調節していく。

活動別・体重1kgあたり必要なエネルギー（1日あたり）

軽労働の人（デスクワークの多い事務員、技術者、管理職など）………25～30kcal

中労働の人（外歩きの多い営業マン、店員、立ち仕事の多い人など）………30～35kcal

重労働の人（農業、漁業、従事者、建設作業員など）………………35kcal

とができるウェブサイトもあるので、こまめに計算するくせをつけましょう。

よく食べる商品は、メーカーサイトなどを見て計算し、エネルギーがオーバーしないように努めてください。

のバランスを整える

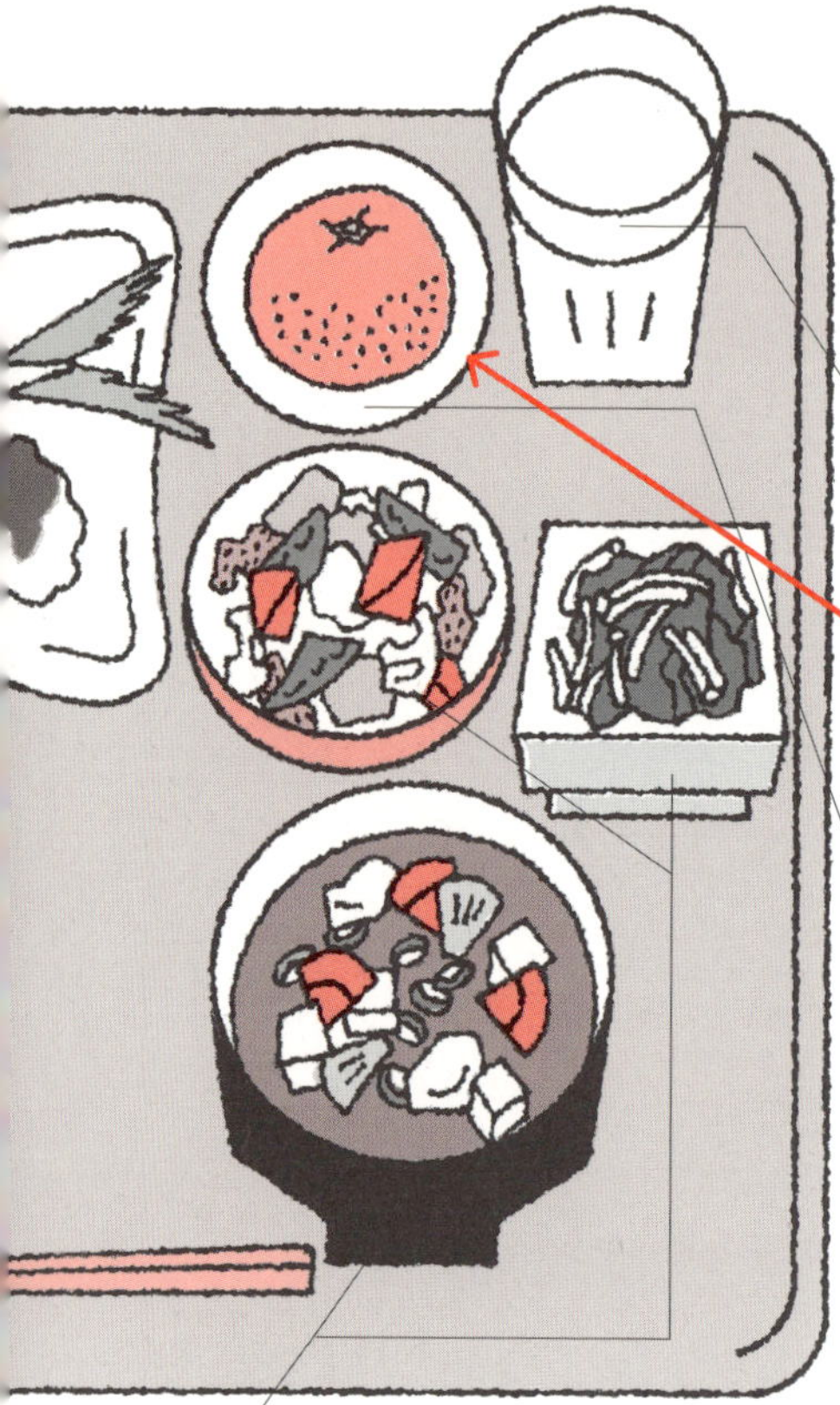

乳製品
1日にコップ1杯の牛乳が目安。

くだもの
1日 100 ～ 200ｇまで。

副菜 野菜や海藻からビタミンなどを補給。1食につき1～2品が目安。

OVER!

甘いものの食べすぎ

デザートは欠かせない。甘いお菓子をつまんでいる。甘いものが食事がわり。

このタイプかも!? セルフチェックはP74

OVER!

くだものの食べすぎ

〝からだに良いから〟と、くだものを1日に何個も食べ、主食がわりにしている。

このタイプかも!? セルフチェックはP80

OVER!

お酒の飲みすぎ

毎日、適量以上のお酒を飲んでいる。仕事の付き合いで飲みに行く機会が多い。

このタイプかも!? セルフチェックはP86

自分が何を好んで多く食べているか、一度振りかえってみましょう。栄養バランスが整うと、摂取エネルギーも中性脂肪値も自然と下がってきます。

中性脂肪値を上げる食品は、油ものだけとは限りません。主食、甘いもの、お酒、さらには〝ヘルシー〟なイメージが強いくだものも、中性脂肪の材料となる糖質などが多く含まれるため、食べすぎれば中性脂肪値を上昇させてしまいます。

こうした偏食は食べている量はそれほど多くなくても、栄養バランスが悪いため、中性脂肪値を高め、さまざまな代謝異常を引き起こします。

改善ポイント② 食べぐせをなおし、食事

中性脂肪値が高い人は、油もの、主食、甘いもの、くだもの、お酒のいずれかをとりすぎていることが多い。自分の食べぐせを知り、栄養バランスを整える。

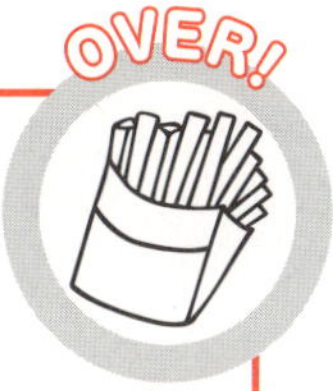

油ものの食べすぎ

揚げものや脂肪の多い肉類、スナック菓子、インスタント食品などをよく食べる。

このタイプかも!? セルフチェックはP62

理想的な1食の献立

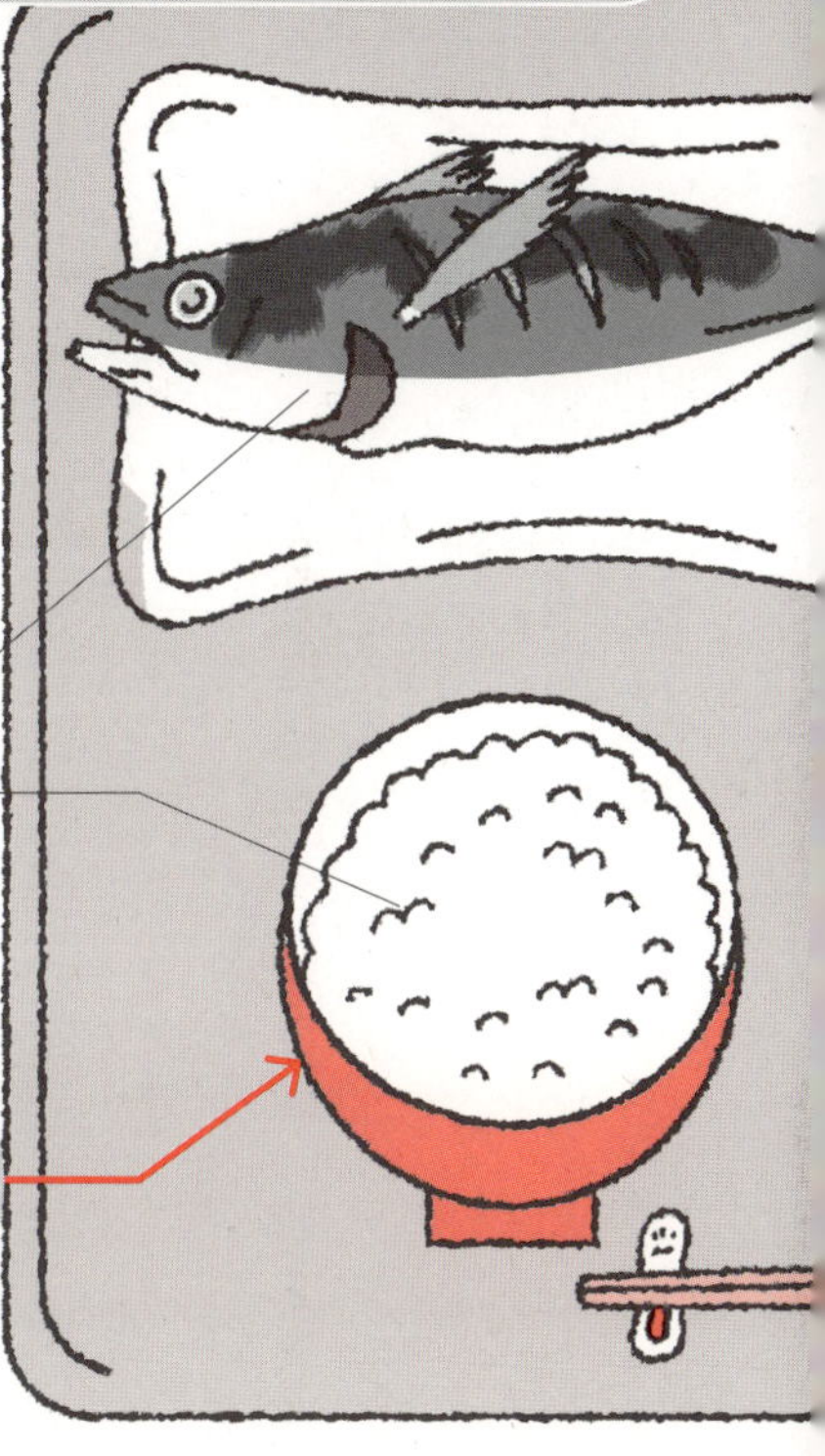

主菜

肉・魚・卵・大豆から良質のたんぱく質をとる。

主食

からだのエネルギー源。ご飯なら1食につき1杯。

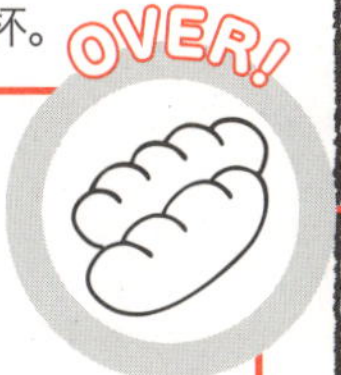

主食の食べすぎ

ごはんは必ずおかわり。菓子パンを何個も食べる。麺+ライスなどセットで注文。

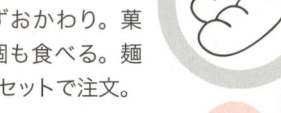

このタイプかも!? セルフチェックはP68

医師と管理栄養士が一緒に食事指導にとりくむことも

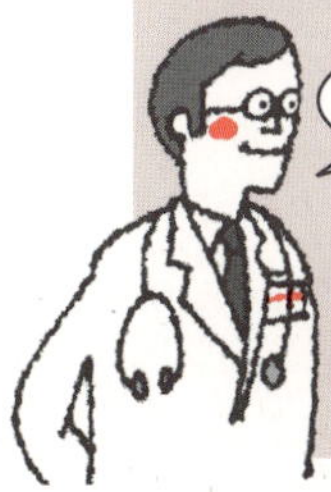

診療後、具体的な食事指導は管理栄養士が行います。

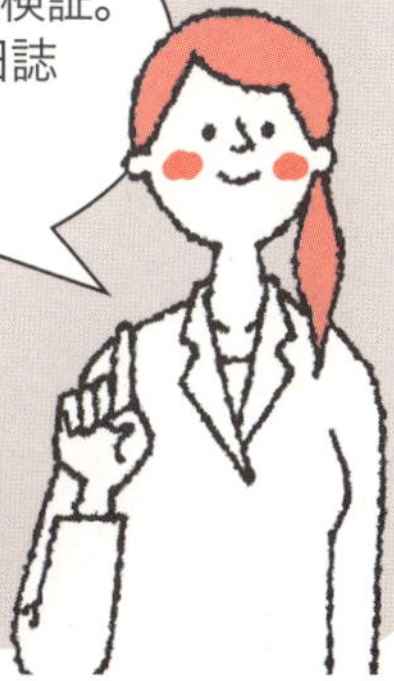

次ページから食べぐせ5タイプを徹底検証。あなたも食せいかつ日誌（P120〜125)をつけてみましょう。

食事との関係が深い病気（脂質異常症、糖尿病など）については、医師の指示に基づき管理栄養士が食事のとり方について指導を行います。

Case Study 1

油ものを食べすぎるタイプ

あっさり系じゃもの足りない。弁当、定食は必ず揚げものを選んでいます。

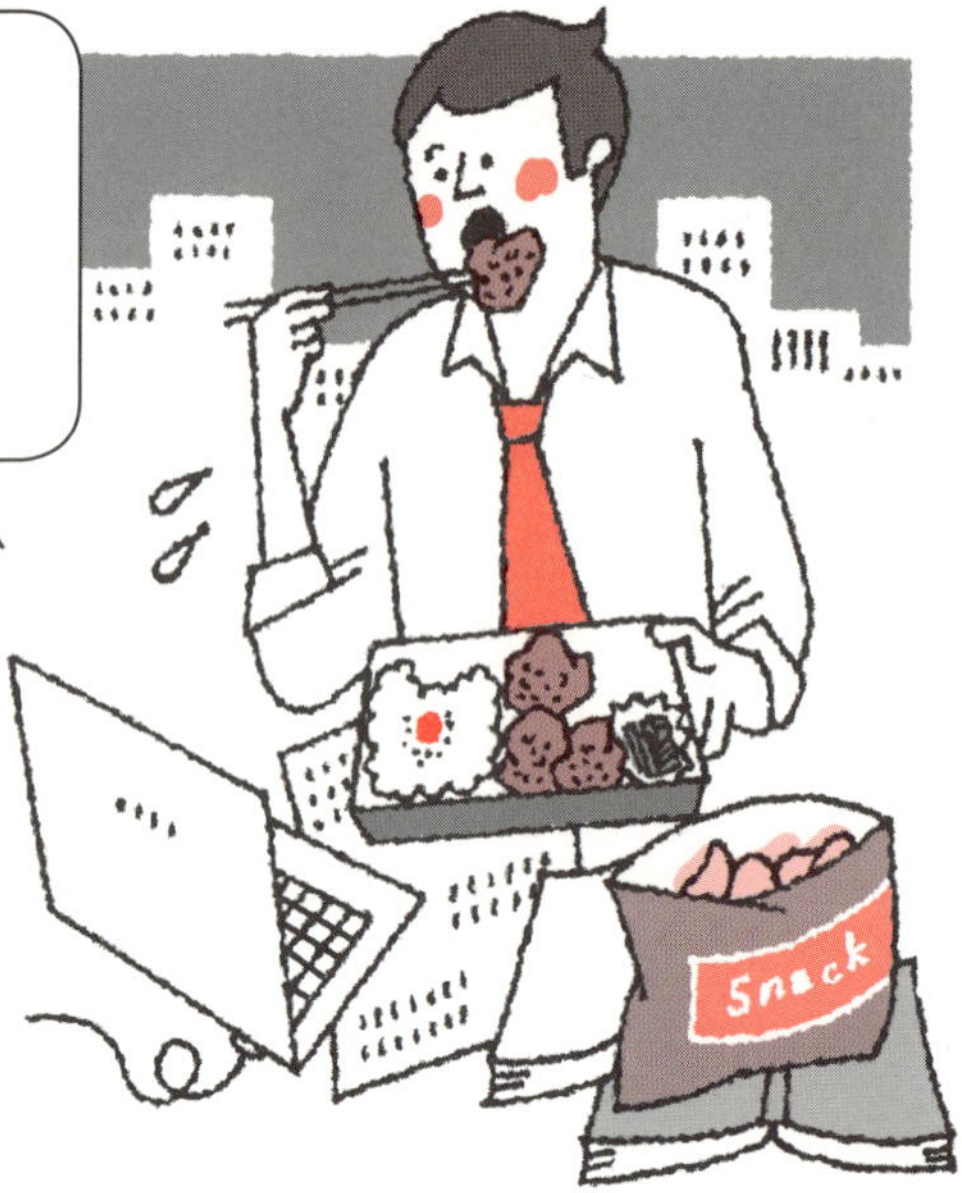

Aさん 36歳
（会社員 1人暮らし）

1人暮らしなので、つい外食に頼ってしまいます。選ぶ弁当や定食はボリュームのある揚げものや炒めものが中心。量が多めのお店を探しては通ってしまいます。

栄養士さんからひとこと

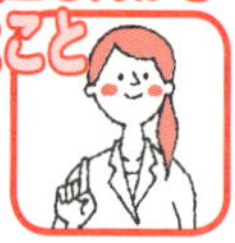

「揚げる」は一番高エネルギーな調理法。同じ食材でも違う調理法のものを選んで

揚げものやスナック菓子、ナッツなどは、中性脂肪値を高める代表的な食品です。

栄養素には脂質のほかに5種類ありますが、脂質はほかの栄養素の倍以上のエネルギーを持つため（P64参照）、少しの量でも高エネルギーになってしまいます。

同じ食材で、油を使わない調理法のメニューを選び、エネルギーを減らしましょう。満腹感の得られる食物繊維も積極的にとってみましょう。

Check! あなたは大丈夫？

- □揚げものをよく食べる
- □油っこくて濃い味の料理（中華料理など）が好き
- □夜食や間食でスナック菓子やカップ麺を食べる

食せいかつ日誌を栄養士さんが検証

…栄養士さんのチェックポイント

	×月８日（水）	×月９日（木）	×月10日（金）
8	◀8：00 チーズバーガー フライドポテト コーヒー	◀8：00 ハンバーガー ハッシュドポテト コーヒー	◀8：00 ホットドッグ ホットアップルパイ コーヒー
12	◀12：00 オムライス プリン	◀12：00 フライミックス定食 ・フライミックス ・ご飯（大盛り） ・マカロニサラダ ・みそ汁(わかめ、豆腐)	◀12：30 唐揚げ弁当
20	◀20：10 刺身定食 ・刺身　・ご飯 ・みそ汁　・つけもの	◀19：50 チャーハン シュウマイ　5個	◀21：00 かつ丼
23	◀23：00 スナック菓子	◀23：00 カップラーメン	◀23：00 ナッツ

(時)　7　8　9　10　11　12　13　14　15　16　17　18　19　20　21　22　23　24　25

朝から油のとりすぎ。昼食と夕食とのバランスを考え、朝食は油を減らす。

卵1個で1日分のコレステロールの量（約300mg）。卵のとりすぎは中性脂肪と同様動脈硬化を進める。

栄養士さんが詳しく検証！

次ページへ

丼ものはご飯だけでも茶碗２杯分。のせる具材はなるべく低エネルギーなものを。

夜は消費エネルギーが少ないため、過剰にとったエネルギーは蓄積されやすい。

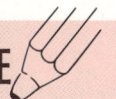

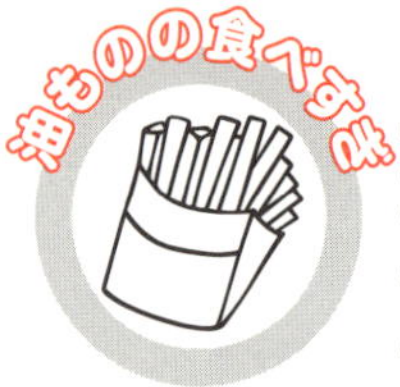

揚げもの大盛りにマヨネーズ系小鉢。油がおかずになっている

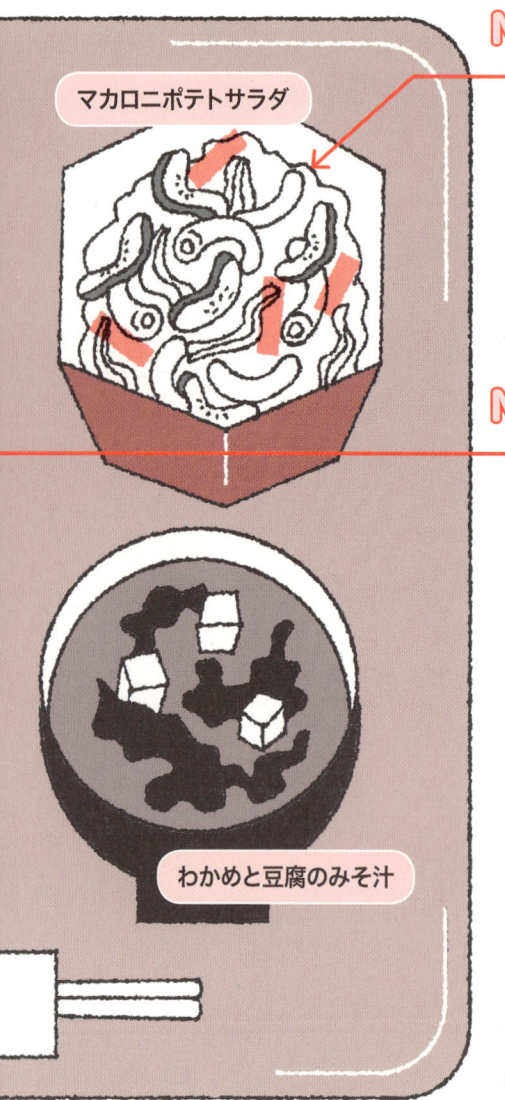

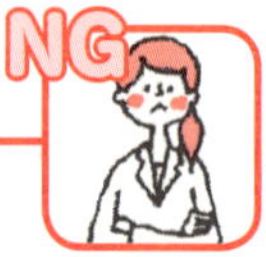

マヨネーズの75%は油。とりすぎに注意。

マヨネーズの成分はおもに卵と油。卵はコレステロール値を、油は中性脂肪値を高めてしまいます。

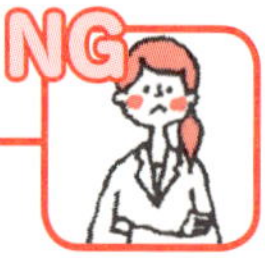

器が大きいと見た目よりエネルギーオーバー

外食の場合、ご飯茶碗のサイズが大きめなので、ご飯が普通の茶碗の1.5～2杯分もられていることも。

同じ1gでも脂質のエネルギーが一番多い

たんぱく質（1g）…4㎉

炭水化物（1g）…4㎉

脂質（1g）…9㎉

栄養素1gがうみ出すエネルギーを比べると脂質が1位。脂質が多い料理はその分太りやすいのです。

（Atwaterのエネルギー換算係数　より）

Before

揚げものにマヨネーズ系小鉢の食事では栄養が全体的に脂質に偏りがち。一般的にバランスの良い食事の占める脂質の割合は 20 ～ 50%。しかし、主菜や副菜が油もののため、約 50%が脂質になっています。

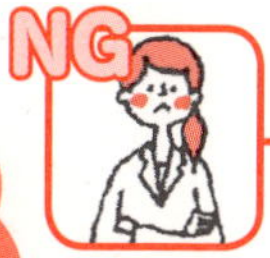
NG

外食のフライは衣が厚め。吸油率が高い

揚げもののなかでもフライの衣は吸油率が高い。とくに外食店はボリュームを出すため衣を厚くしていることも。

ゆでれば揚げものの約2分の1のエネルギーに

例：牛もも肉、脂身付き、100ｇ＝約 210㎉

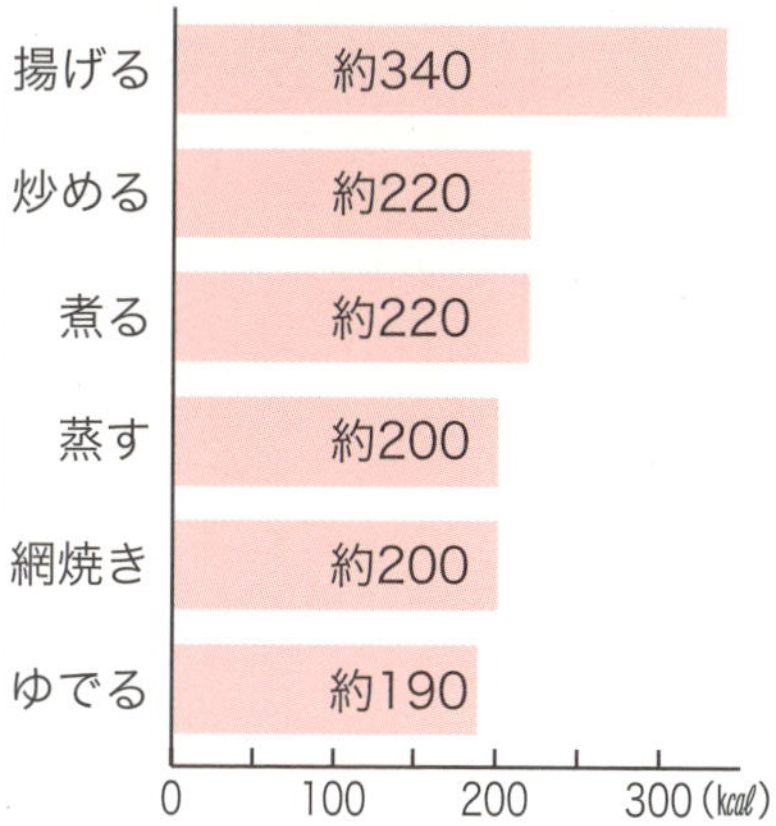
揚げる
約340
炒める
約220
煮る
約220
蒸す
約200
網焼き
約200
ゆでる
約190
0
100
200
300（㎉）

油を使わない「ゆでる」調理法なら、同じ食材でもエネルギーをおさえることができる。

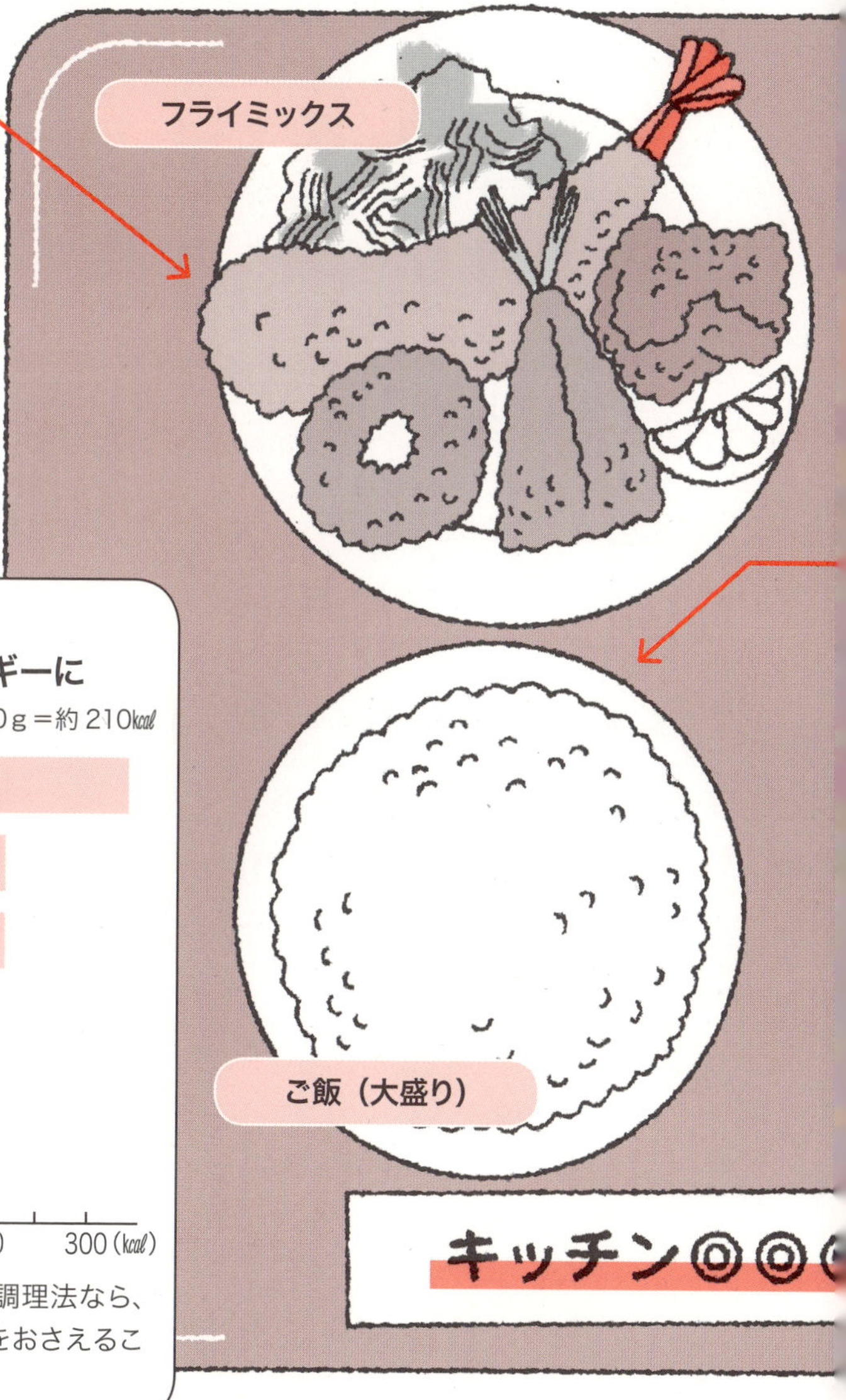
フライミックス
ご飯（大盛り）
キッチン◎◎◎

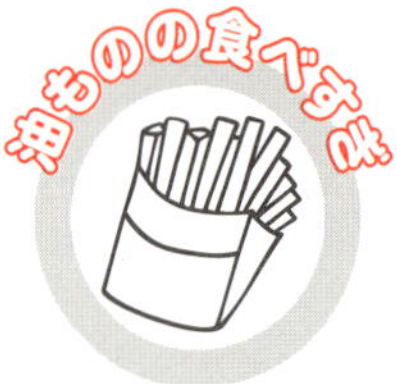
油ものの食べすぎ

油を使わない調理品を選択。野菜を加えて食材の脂質を排出

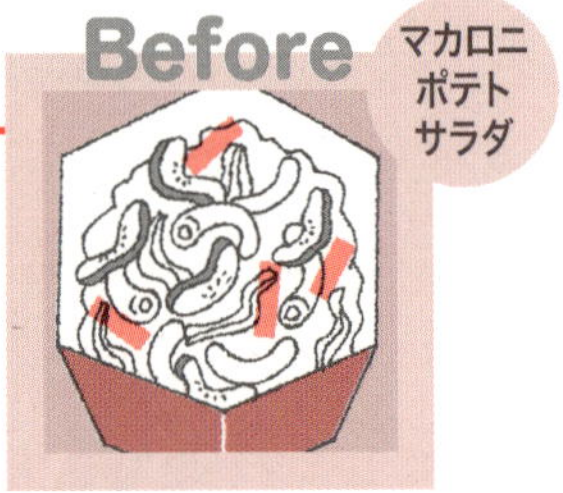
Before
マカロニ
ポテト
サラダ

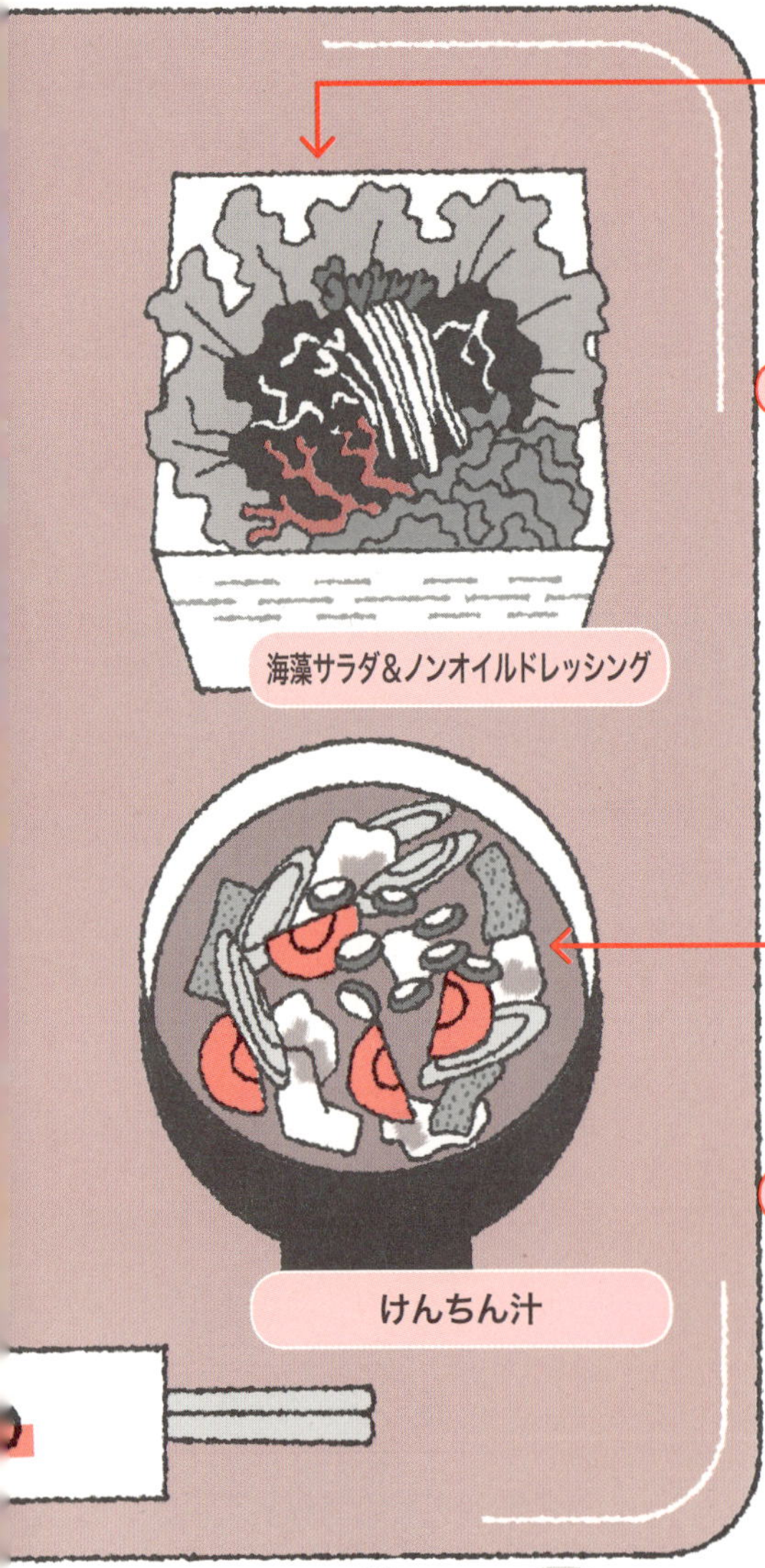
海藻サラダ&ノンオイルドレッシング
けんちん汁

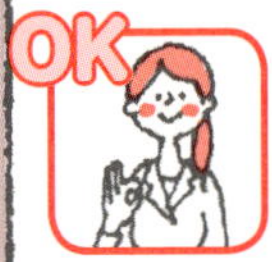
OK

海藻は低エネルギー。食物繊維が豊富で満腹感を与える

食物繊維は脂肪の吸収をおさえる働きがあります。腸内で膨らむため満腹感も得られます。

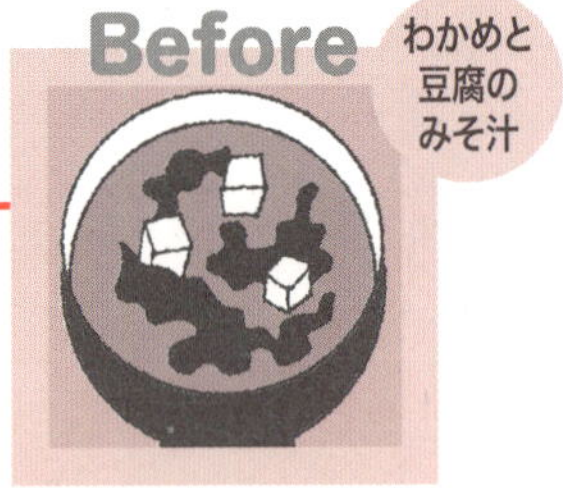
Before
わかめと
豆腐の
みそ汁

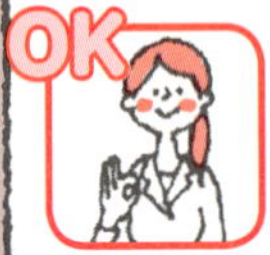
OK

野菜をたっぷりとり栄養バランス&満腹感アップ

汁ものを選べるなら、野菜たっぷりのもので。かさも減り、食べやすくなります。

After

油を使わない料理を積極的に選びましょう。野菜に含まれる食物繊維は脂質の吸収をおさえ、排出してくれる働きがあります。汁ものなどに入れるとかさが減ってたくさん摂取でき、満腹感を得ることもできます。

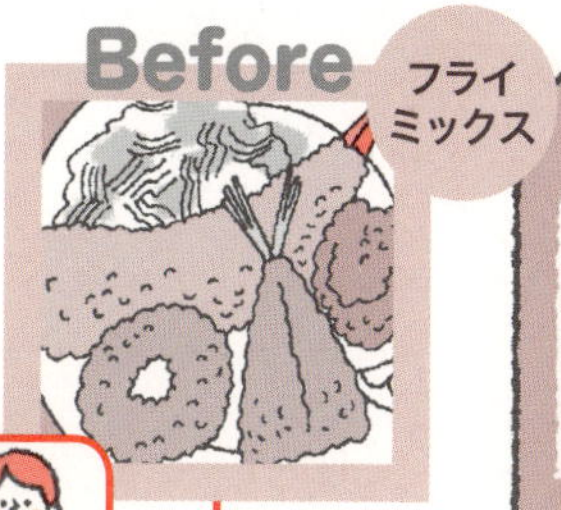
Before
フライミックス

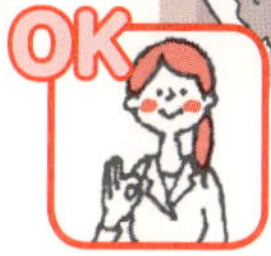
OK

「ゆでる」調理品でエネルギーを大幅カット

野菜の食物繊維でボリュームを。肉をゆでることで、揚げものと比べて半分のエネルギーに。一気に低エネルギーな主菜になります。

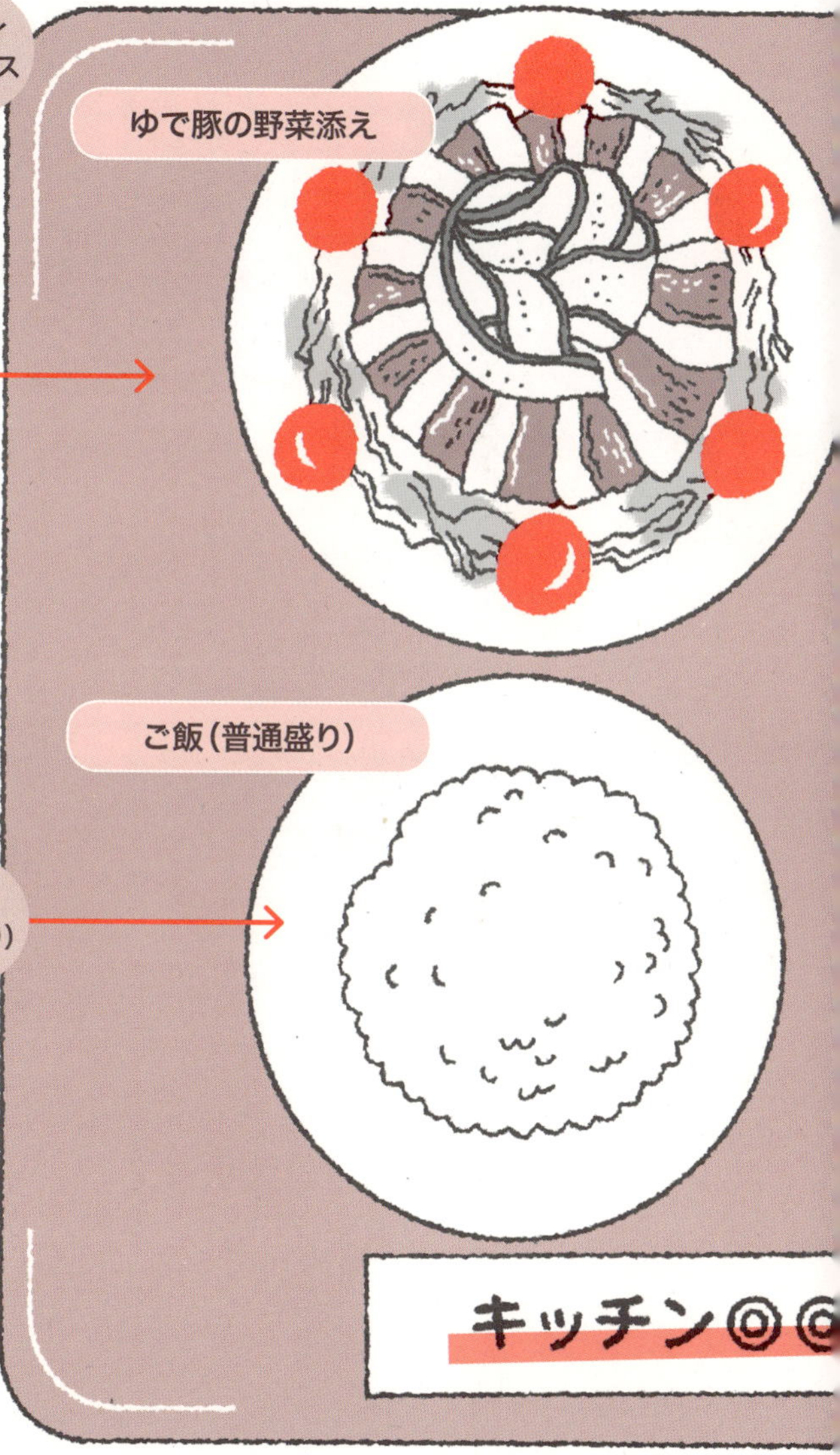
ゆで豚の野菜添え
ご飯(普通盛り)
キッチン◎◎

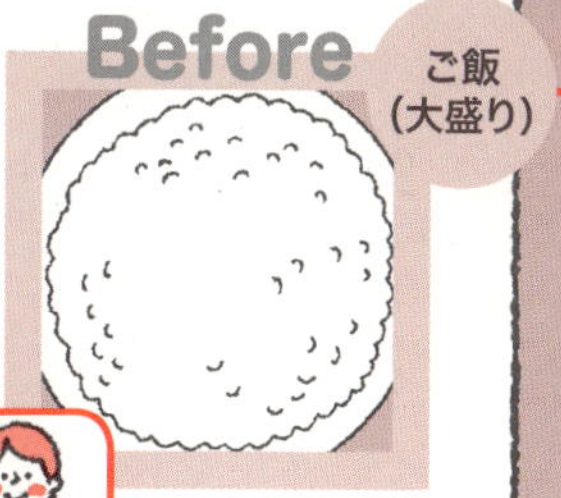
Before
ご飯
(大盛り)

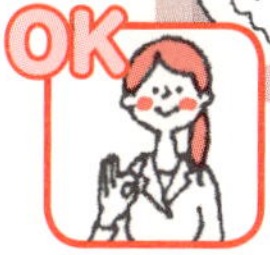
OK

器が大きい場合、ご飯を2割残す

ご飯は腹８分目。器が大きい場合は２～３割残し、適正量に近づけましょう。

Case Study 2

主食を食べすぎるタイプ

ご飯は必ずおかわり！
炭水化物をとらないと
パワーが出ない。

Bさん 43歳
（会社員 家族と同居）

学生時代は野球部で、運動量が多かったからご飯は必ずおかわり。今でもその習慣がぬけません。久しく運動をしてないので、お腹まわりが気になって……。

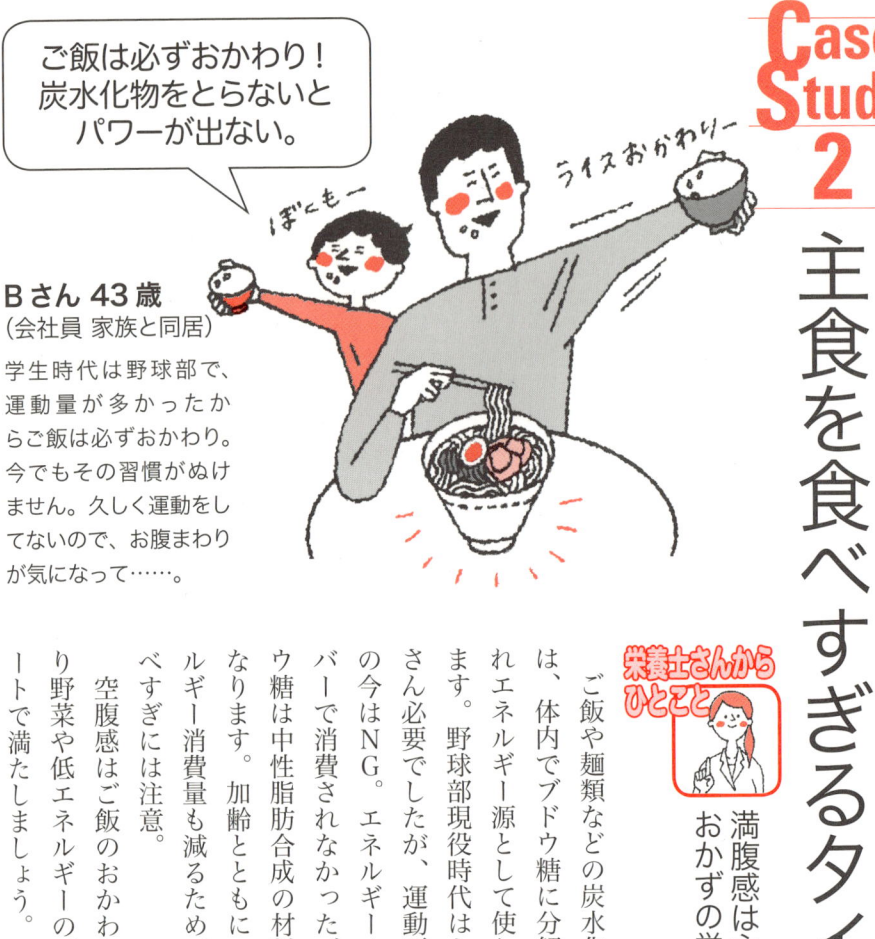

栄養士さんからひとこと

満腹感は主食に頼らない。おかずの栄養とボリュームで満たす

ご飯や麺類などの炭水化物は、体内でブドウ糖に分解されエネルギー源として使われます。野球部現役時代はたくさん必要でしたが、運動不足の今はNG。エネルギーオーバーで消費されなかったブドウ糖は中性脂肪合成の材料になります。加齢とともにエネルギー消費量も減るため、食べすぎには注意。

空腹感はご飯のおかわりより野菜や低エネルギーのデザートで満たしましょう。

Check! あなたは大丈夫？

- □ご飯は2杯以上おかわりをする。または大盛りを頼む
- □菓子パンが好き
- □麺類を食べるときにご飯ものをセットにする

食せいかつ日誌を栄養士さんが検証

7 8 9 10 11 12 13 14 15 16 17 18 19 20 21 22 23 24 25（時）

…栄養士さんのチェックポイント

×月８日（水）

◀7：30
- メロンパン
- デニッシュ　２個
- かぼちゃスープ
- 目玉焼き

菓子パン、調理パンは１つ約300～400kcal以上。なかには500kcalこえるものも。

◀12：00
- 親子丼セット
  - ・親子丼
  - ・うどん＋つけもの

主食が２品あるため、炭水化物の割合が高くなってしまう。

◀20：00
- ご飯　２杯
- 野菜炒め
- 刺身
- みそ汁

過剰に摂取した炭水化物は食後の血糖値を上げすぎてしまうことがある。

×月９日（木）

◀7：30
- ウインナーロール　２個
- クロワッサン
- コーンスープ
- スクランブルエッグ
- トマトサラダ

◀12：00
- 牛丼（つゆだく）
- シーザーサラダ

◀16：30
- ハンバーガー

◀22：30
- チャーハン（大盛り）
- 餃子　10個
- オニオンスープ

×月10日（金）

◀7：30
- ご飯　２杯
- みそ汁
- 焼鮭

◀12：00
- 豚肉チャーハン
- チャーシューメン
- 餃子　５個
- 中華スープ

栄養士さんが詳しく検証！
◀次ページへ

◀20：00
- そうめん　３把
- 天ぷら　４個
- お吸いもの

そうめん３把でご飯茶碗２杯強のエネルギーに相当。食感や見た目によらずエネルギーがかさみやすい。

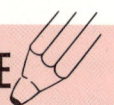

主食の食べすぎ

中華料理は高エネルギー。"ダブル主食"はエネルギーオーバーに

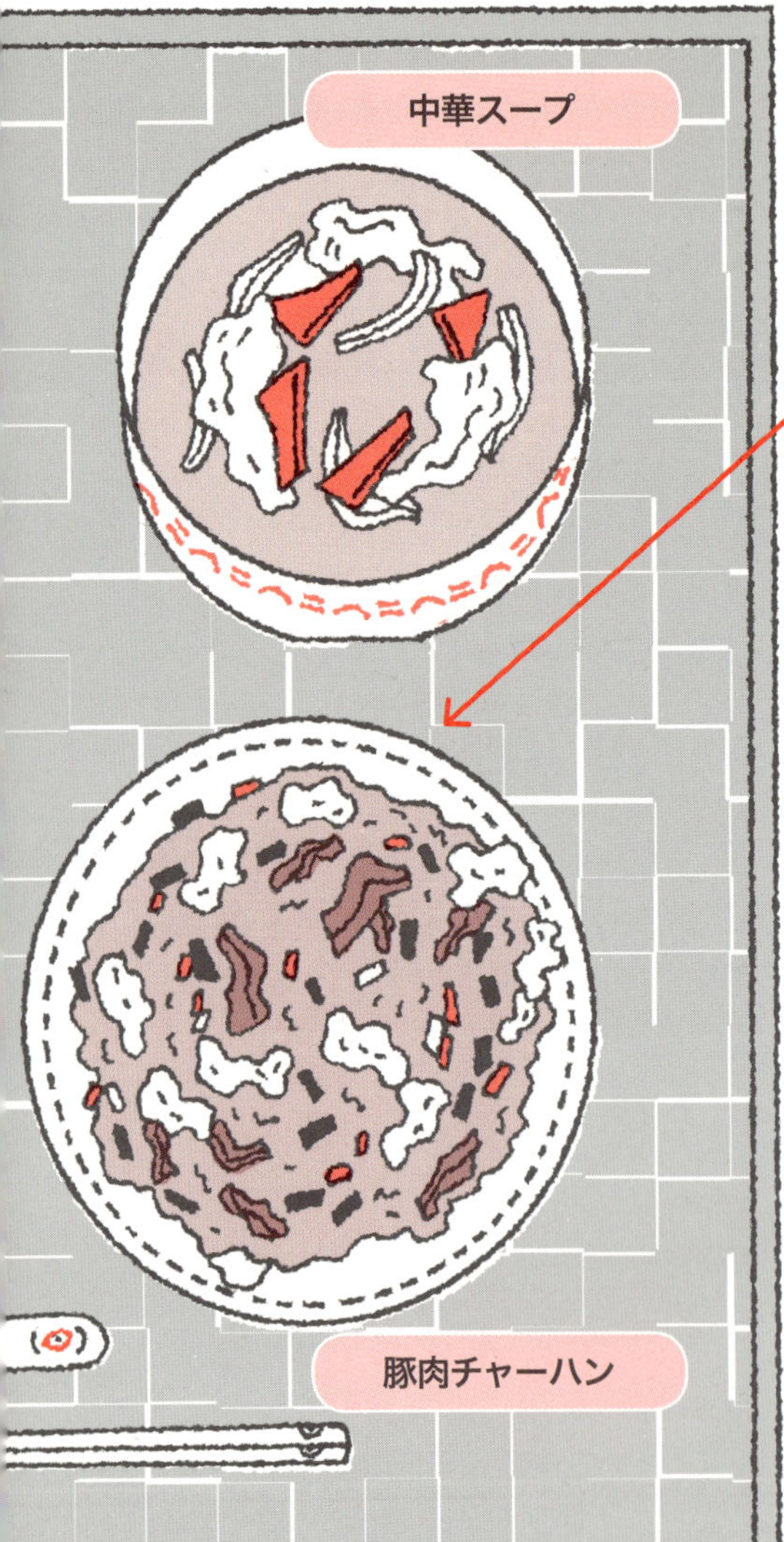

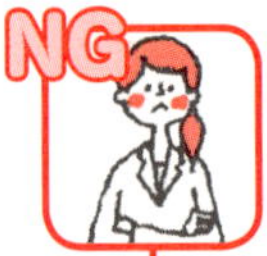

ご飯自体が油を吸い、エネルギーも倍増

ご飯自体が油を吸い高エネルギーに。茶碗1杯のチャーハンは白米と比べるとおよそ倍のエネルギー。

こってり系ラーメンにご注意！

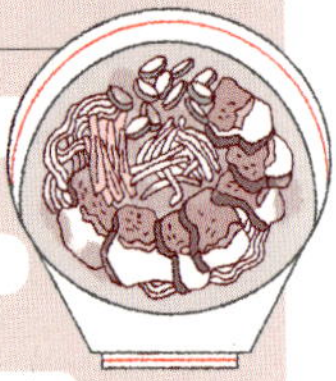

高

- チャーシューメン 約690kcal
- 広東メン 約680kcal
- 塩バターラーメン 約680kcal
- とんこつラーメン 約670kcal
- みそラーメン 約580kcal
- わかめラーメン 約560kcal
- もやしラーメン 約560kcal
- 塩ラーメン 約540kcal
- しょうゆラーメン 約510kcal

低

ゆでた具材より、炒めた具材や肉をのせたラーメンは高エネルギーに。油や肉の使用量でエネルギーが左右されます。

もともと中華料理は油をたくさん使うため、1品でも高エネルギー食。とくにチャーハンはご飯が油を吸うため、ラーメンなどの主食とセットにすると、エネルギー過剰摂取になってしまいます。

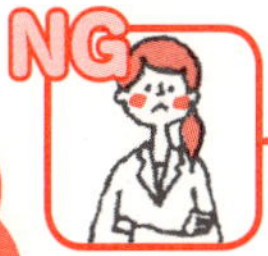

餃子1個は約40kcal。麺、ご飯とのセットはNG

本来なら主菜で不足しながちな野菜をとり入れたいところ。ジャンボ餃子の場合1個約80kcalもあります。

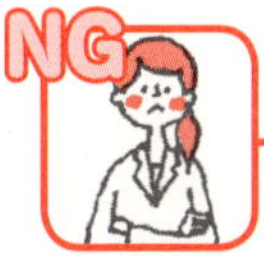

ラーメンの汁には塩分がたっぷり含まれている

ラーメンの汁を飲みほすと、1日に必要な塩分の60〜80%摂取してしまいます。高血圧を招くことも。

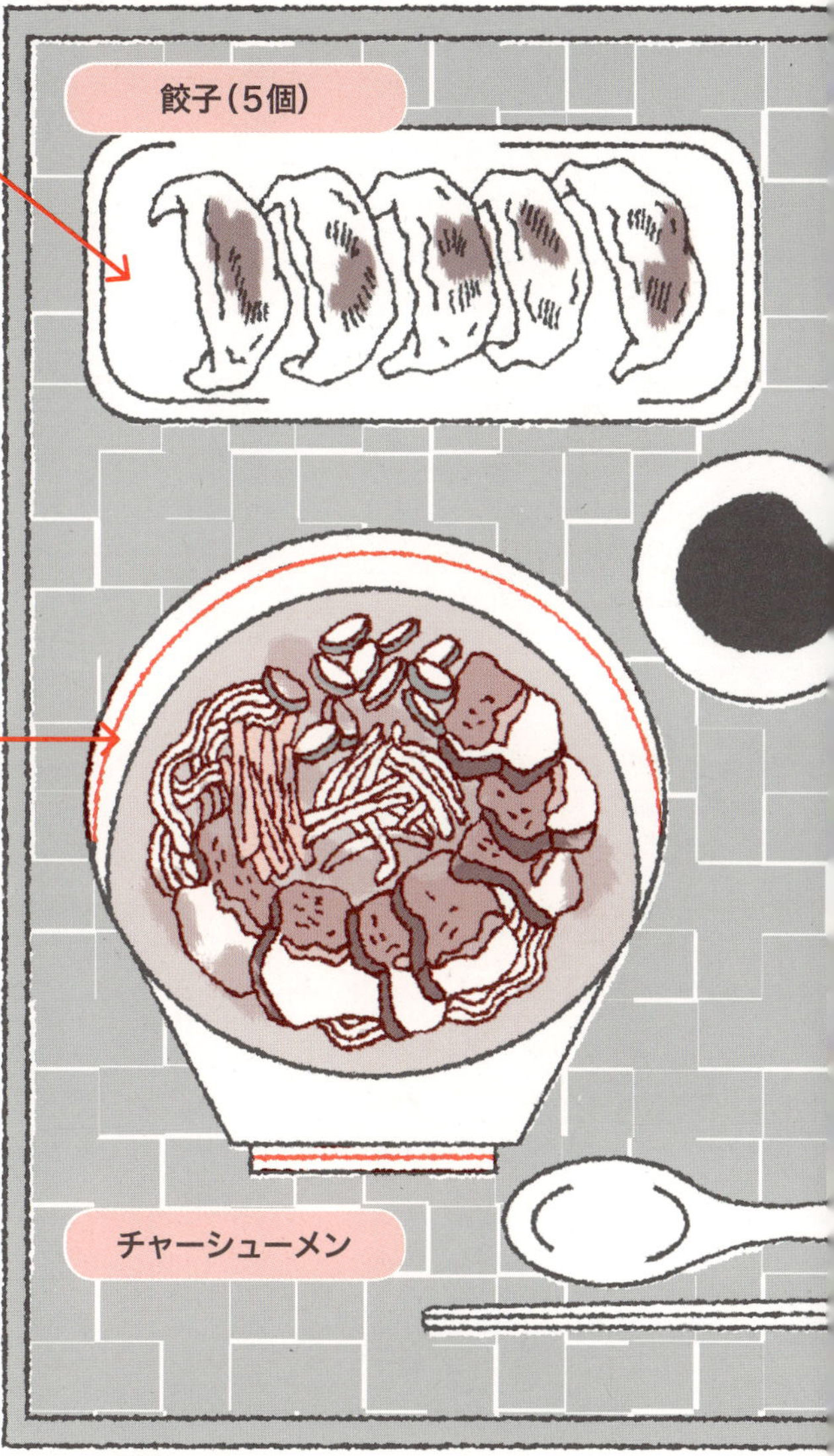

Before

主食の食べすぎ

主食は1品に。メイン料理で野菜をとる

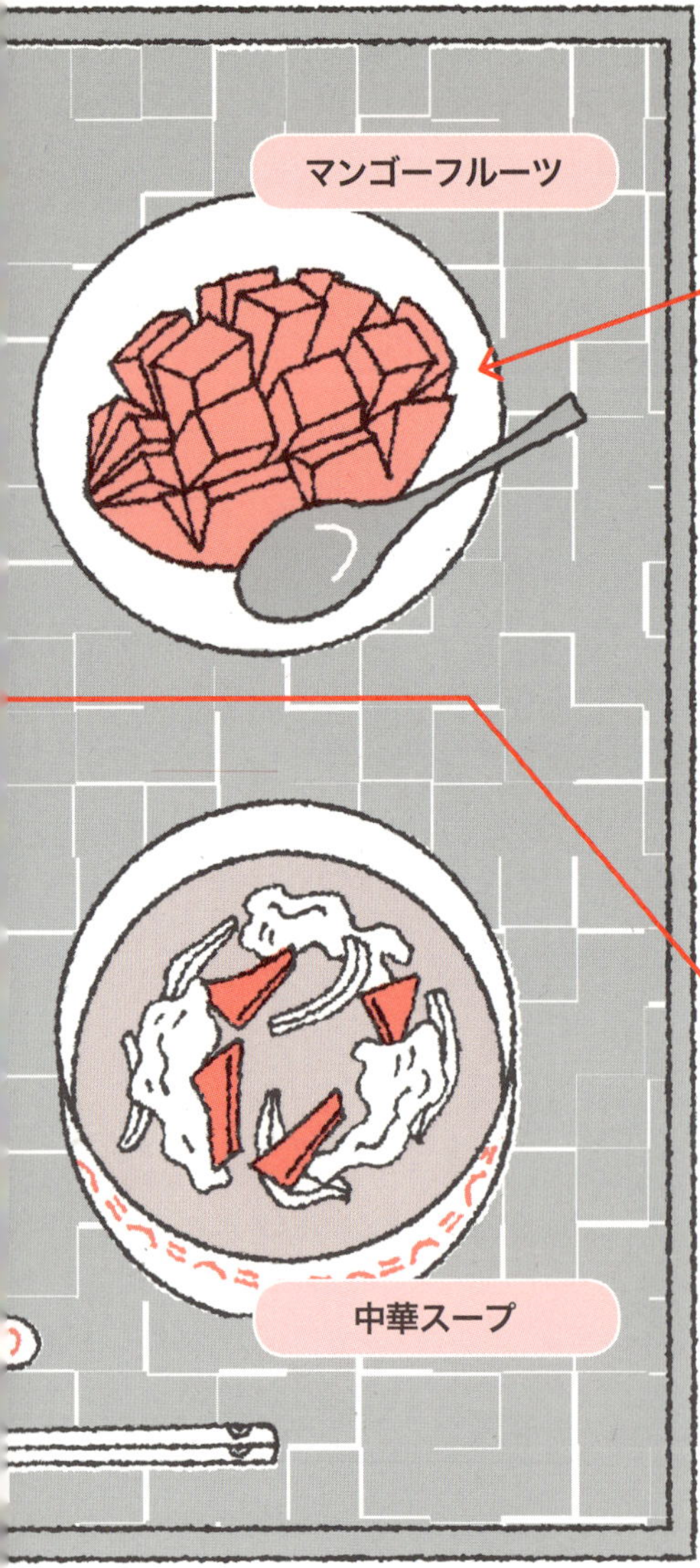

マンゴーフルーツ
中華スープ

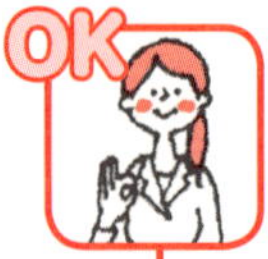

OK

カットフルーツを加えて満腹感を

食後に食べることで、食事終了のサインに。満腹感を得やすくなります。

脂肪の排出効果のあるウーロン茶を一緒に飲む

ウーロン茶に含まれるポリフェノールには、脂肪の吸収をおさえる効果があります。食事中一緒に飲むことで、食後の中性脂肪値の上昇を防ぎます。一方で、脂肪の排出量を多くする働きもあります。

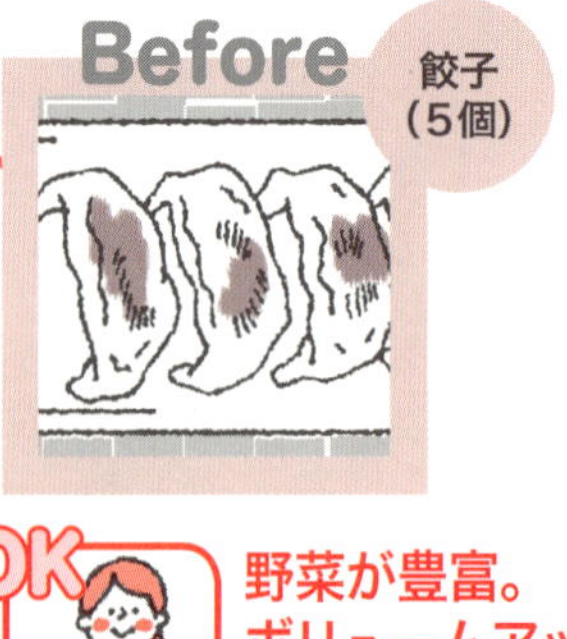

Before
餃子
（5個）

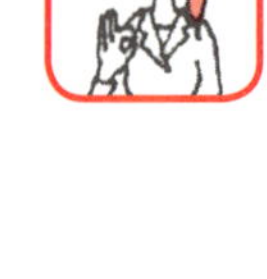

OK

野菜が豊富。ボリュームアップで満腹に

野菜たっぷり。油の吸収をおさえる効果のある食物繊維が豊富に含まれています。

After

ご飯を白米にして、普通盛り１杯におさえてください。野菜を使ったおかずでボリュームを出します。デザートの甘みで満腹感を得ることができます。

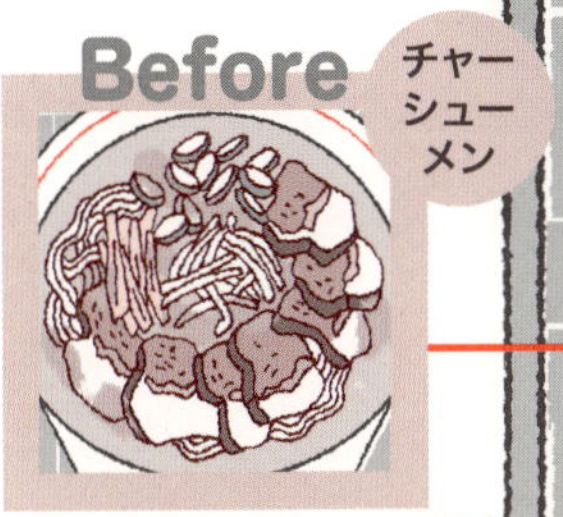

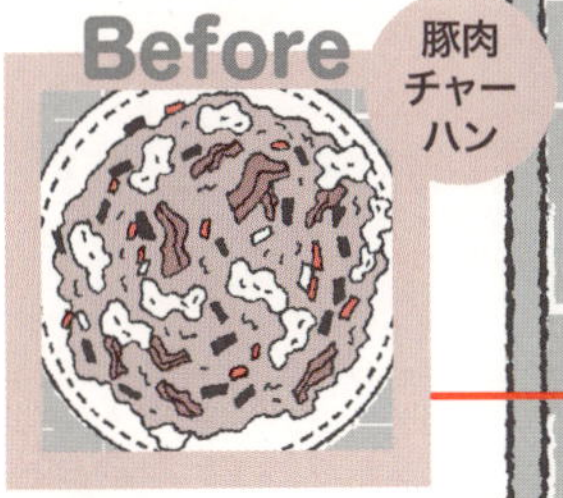

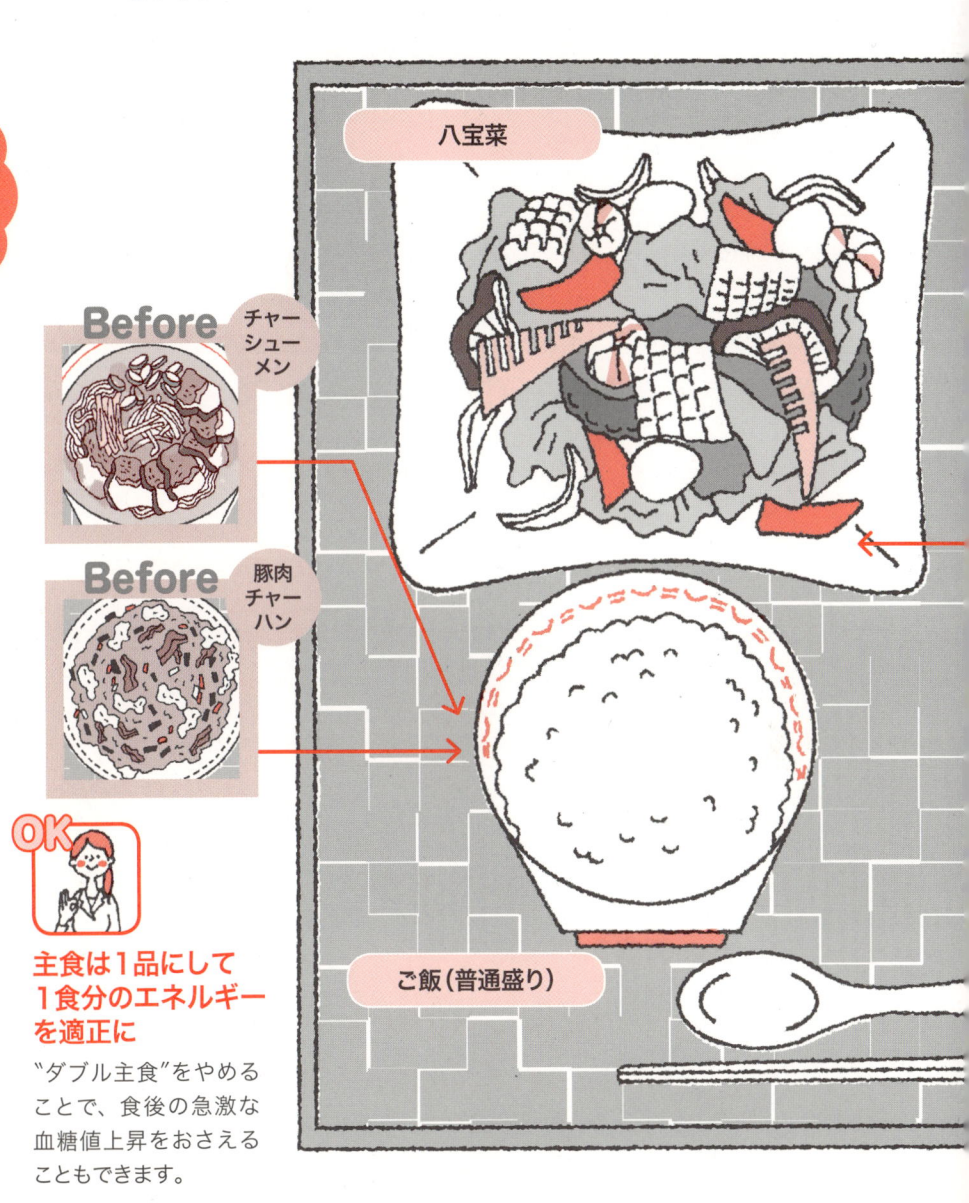

主食は1品にして1食分のエネルギーを適正に

〝ダブル主食〟をやめることで、食後の急激な血糖値上昇をおさえることもできます。

Case Study 3

甘いものを食べすぎるタイプ

スイーツ大好き！
太らないように
主食ぬき
ダイエットを
しています。

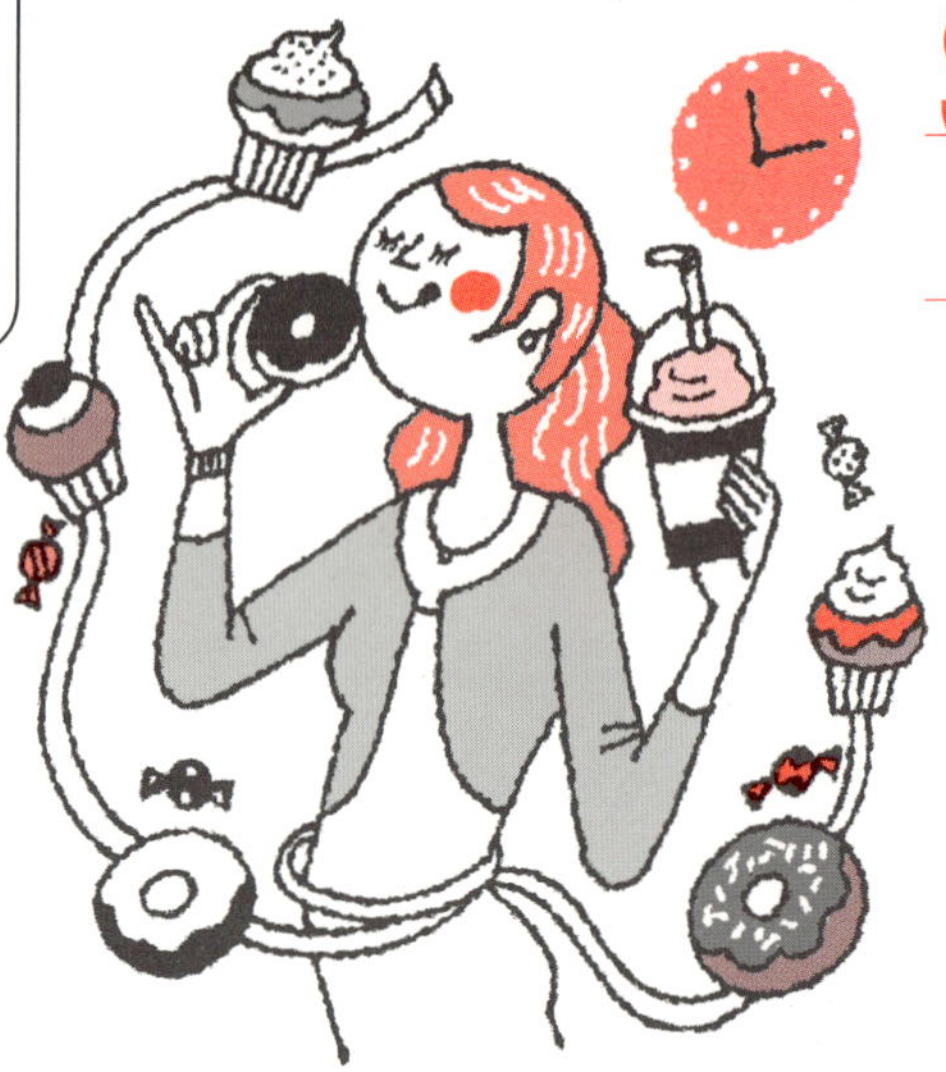

Cさん 37歳
（OL 1人暮らし）

スイーツが大好き。新作スイーツや新しいお店は必ずチェックしています。でも甘いものばかりだと太るから、朝と夜はその分主食をぬいています。

栄養士さんからひとこと

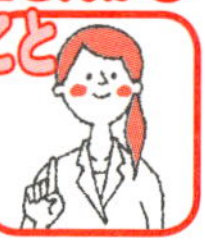

洋菓子は高エネルギー・高脂質。エネルギーを確認するくせをつける

一般的に和菓子に含まれる脂質は約3％であるのに対し、洋菓子は約15～30％。

エネルギー源として使われなかった余分な糖質や脂質は体内で中性脂肪に合成されてしまいます。

ご飯がわりにお菓子を食べないで主食、主菜、副菜をしっかり食べることからはじめてみましょう。

どうしても甘いものが食べたいときは、エネルギーの低いものを選びましょう。

Check! あなたは大丈夫？

□休憩時、帰宅時、食後などつい甘いものを食べてしまう

□新しいスイーツやおいしいお店は必ずチェックする

□主食をぬいて甘いものを食べたい

食せいかつ日誌を栄養士さんが検証

7 8 9 10 11 12 13 14 15 16 17 18 19 20 21 22 23 24 25（時）

×月8日（水）

◀7：00
プレーンヨーグルト
シリアル
コーヒー

キャンディー　3個

◀12：00
インドカレー
ナン
サラダ
レモンシャーベット

キャンディー

キャンディー　2個

キャンディー

◀20：40
サラダボウル（惣菜）
レアチーズケーキ
マカロン　2個
ミルクティー

×月9日（木）

◀7：00
イチゴジャムトースト
ミルクティー

キャンディー　3個

◀12：00
蒸し野菜パスタ

キャラメルソースのカフェラテ

キャンディー　2個

◀20：00
クロワッサン
　サンドイッチ（惣菜）
サラミと
　チーズのサラダ（惣菜）
パイケーキ

キャンディー　3個

×月10日（金）

◀7：00
スコーン　2個
コーヒー

キャンディー　2個

◀12：00
野菜うどん
小鉢（きゅうりの粕漬け）
果実ゼリー

キャンディー　2個

◀21：00
野菜とエビ、
　イカのマリネ（惣菜）
生クリームグラタン（惣菜）
ショートケーキ

キャンディー　3個

甘い飲みものはご飯1杯に相当することも。（次のページでエネルギーをチェック）

キャンディー10個くらいでご飯1杯分のエネルギーに相当。

栄養士さんが詳しく検証！
次ページへ

…栄養士さんのチェックポイント

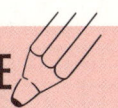

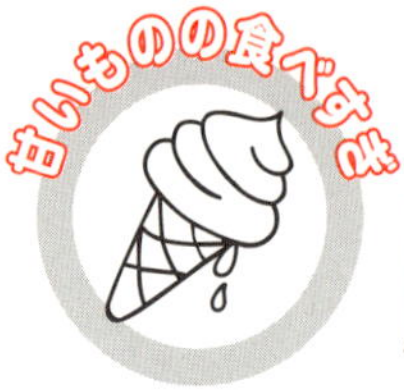

メインがケーキとマカロンに。脂質と糖質のとりすぎ

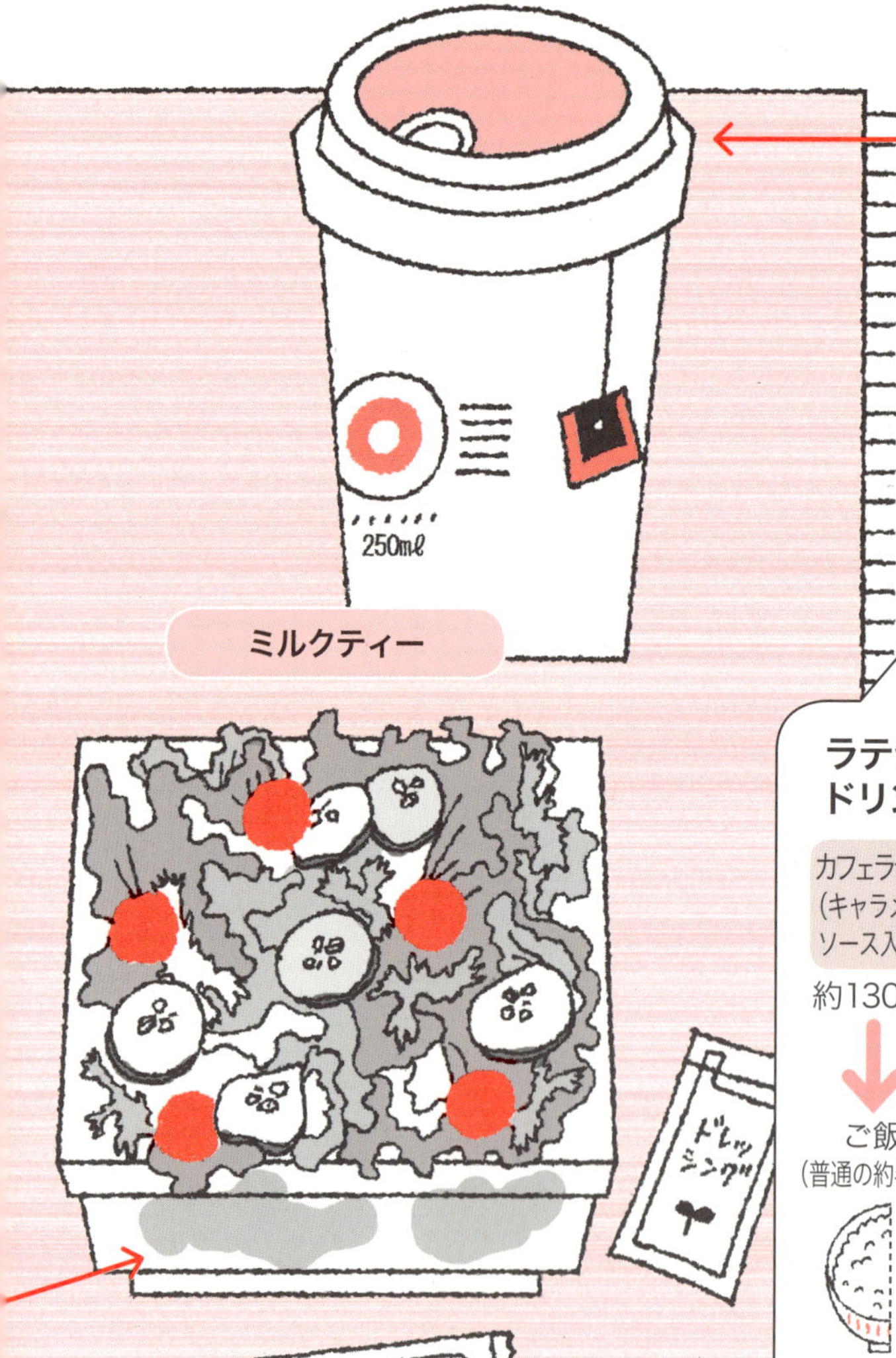
250mℓ
ミルクティー
ドレッシング
サラダボウル

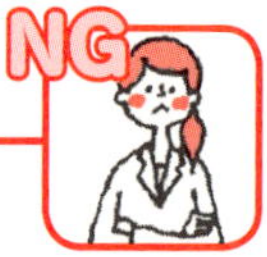

ドリンクが含む脂質や糖質は意外と多い

1杯（250ml）で約150㎉と高エネルギー。飲みものでも糖質、脂質は、お菓子に含まれる量に匹敵します。

ラテやクリーム系のドリンクは高エネルギー

カフェラテS（キャラメルソース入り）	カフェモカS	シェイクL（生クリーム入り）
約130㎉	約230㎉	約430㎉
↓	↓	↓
ご飯（普通の約半分）	ご飯（普通盛り）	ご飯（大盛り）

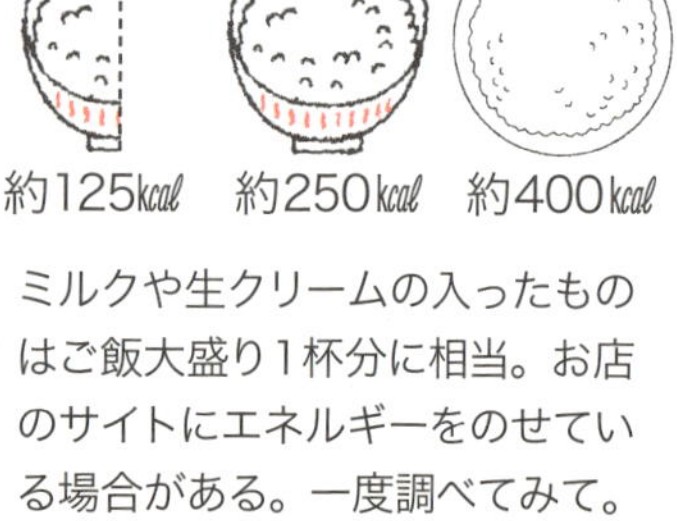

約125㎉	約250㎉	約400㎉

ミルクや生クリームの入ったものはご飯大盛り1杯分に相当。お店のサイトにエネルギーをのせている場合がある。一度調べてみて。

1食に占めるお菓子の割合が40％近くあり、エネルギーオーバーに。糖質が主体で、栄養バランスも崩れています。菓子類に含まれる砂糖は急激に血糖値を上昇させてしまいます。

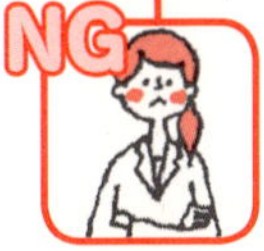

洋菓子は小さくても油断禁物。1個で500㎉あるものも

大きさにもよりますが、マカロン1個で約100～150㎉もあります。生クリームたっぷりのケーキは500㎉をこすものもあります。

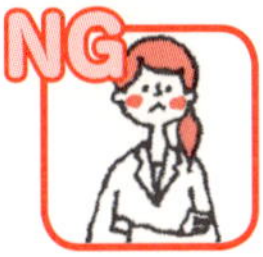

おかずがサラダだけではたんぱく源が不足

メインがサラダだけでは、1食に必要なたんぱく源がとれません。腹もちもしないので、空腹感だけが残ります。

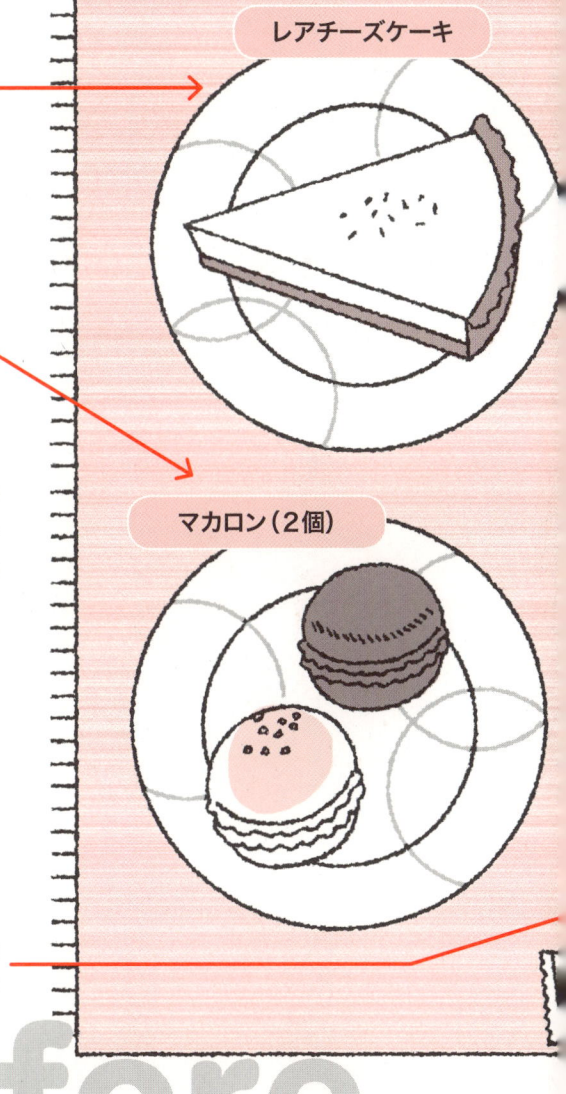

Before

甘いものの食べすぎ

主食、主菜、副菜をきちんととって"スイーツ欲"をおさえる

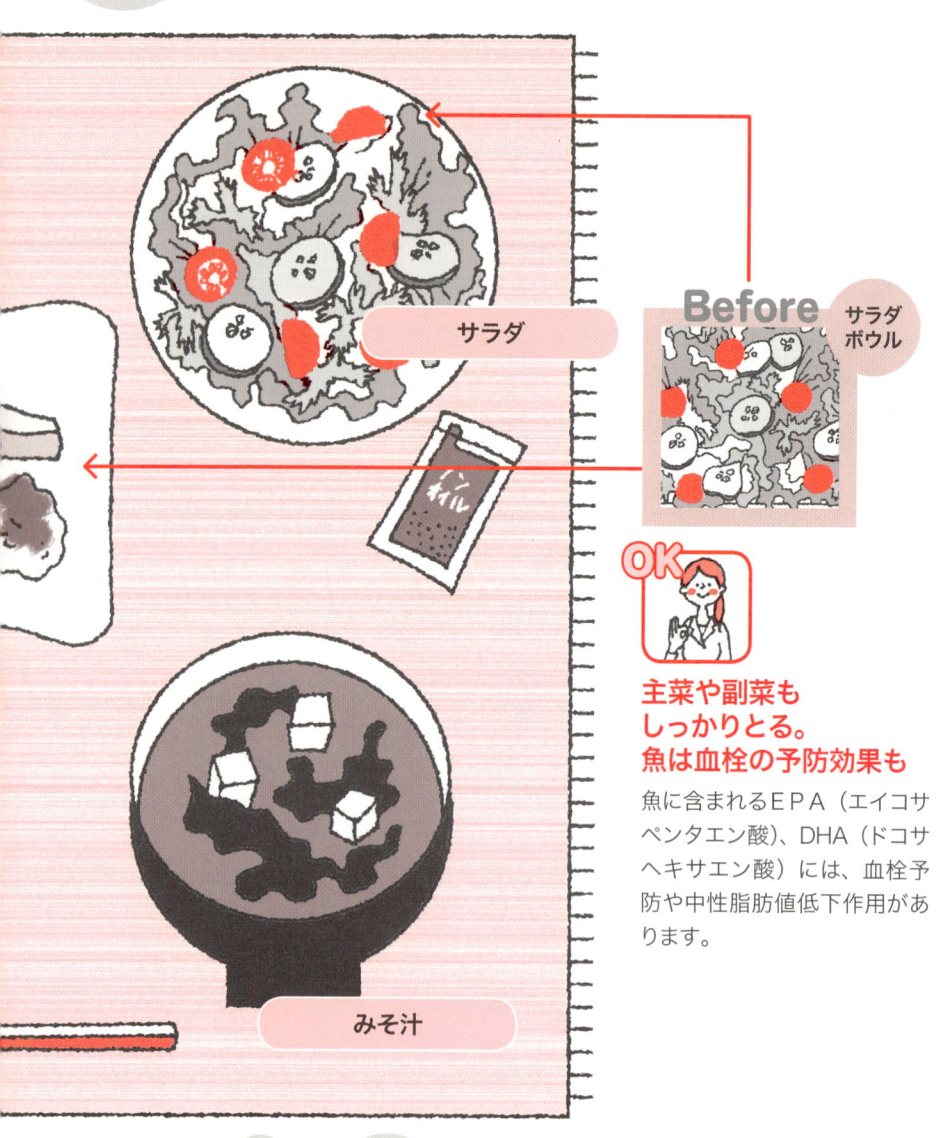

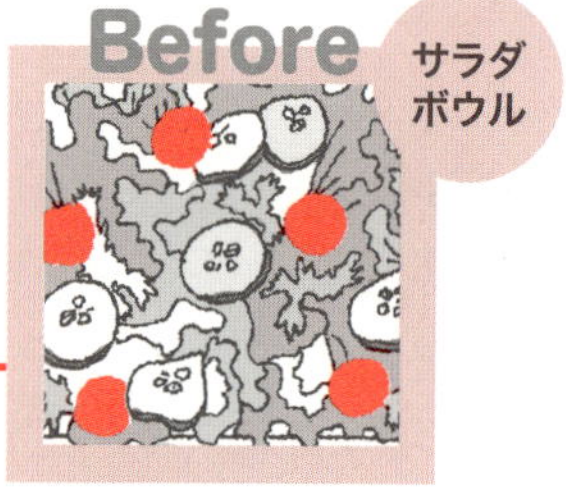

After

主菜や副菜も しっかりとる。 魚は血栓の予防効果も

魚に含まれるＥＰＡ（エイコサペンタエン酸）、DHA（ドコサヘキサエン酸）には、血栓予防や中性脂肪値低下作用があります。

栄養バランスの整った食事をきちんととって、甘いものを少しずつ減らしましょう。スイーツを食べる前にさまざまな食材から栄養をとることで、腹もちが良くなり、〝スイーツ欲〟がおさえられます。

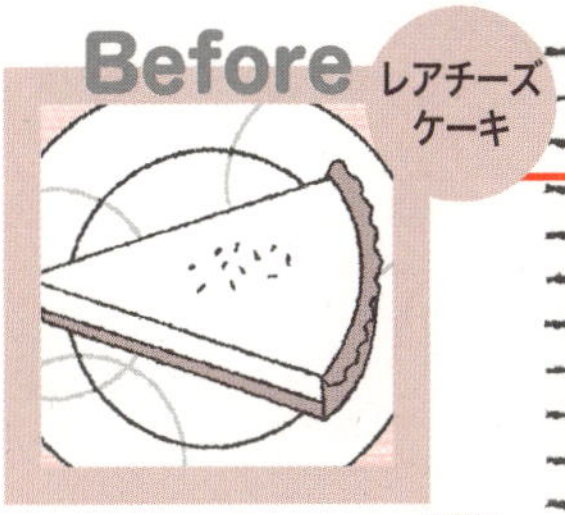
Before
レアチーズケーキ

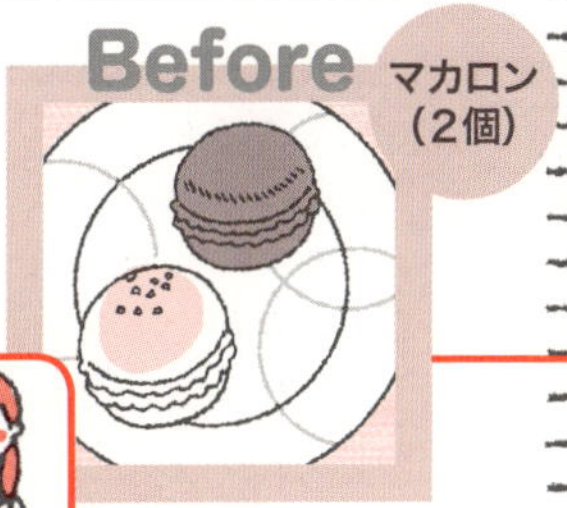
Before
マカロン（2個）

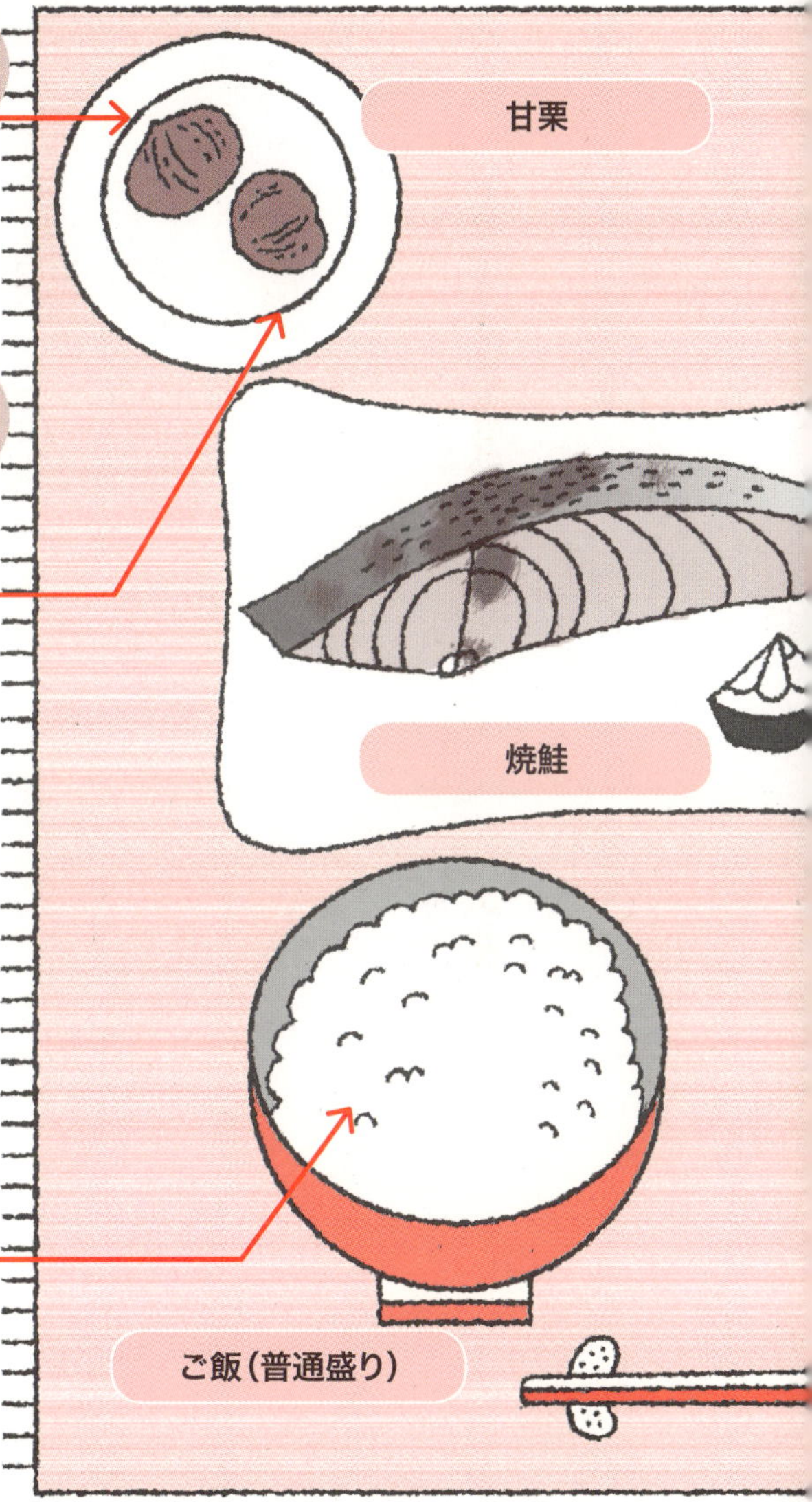
甘栗
焼鮭
ご飯（普通盛り）

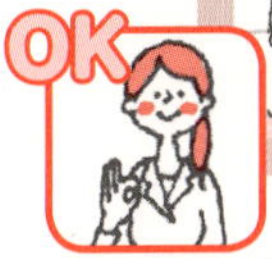
OK

芋や栗、あんを使った和のスイーツは少量で満腹感を得られる

芋、栗、あんは、血糖値の上昇をおさえて腹もちを良くします。しかし、砂糖を多く使うものもあるため食べすぎ注意。

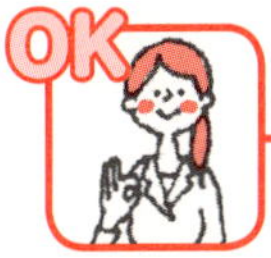
OK

主食はご飯に。同じ糖質なら砂糖よりお米から

お米の糖質（でんぷん）は、分解されるのに時間がかかるため、腹もちが良いです。

Case Study 4

くだものを食べすぎるタイプ

くだものの適正量は1日100〜200g。ビタミン豊富だが適正量は守ること

くだものは
ビタミンたっぷり。
ヘルシーだし
良いことづくしよ。

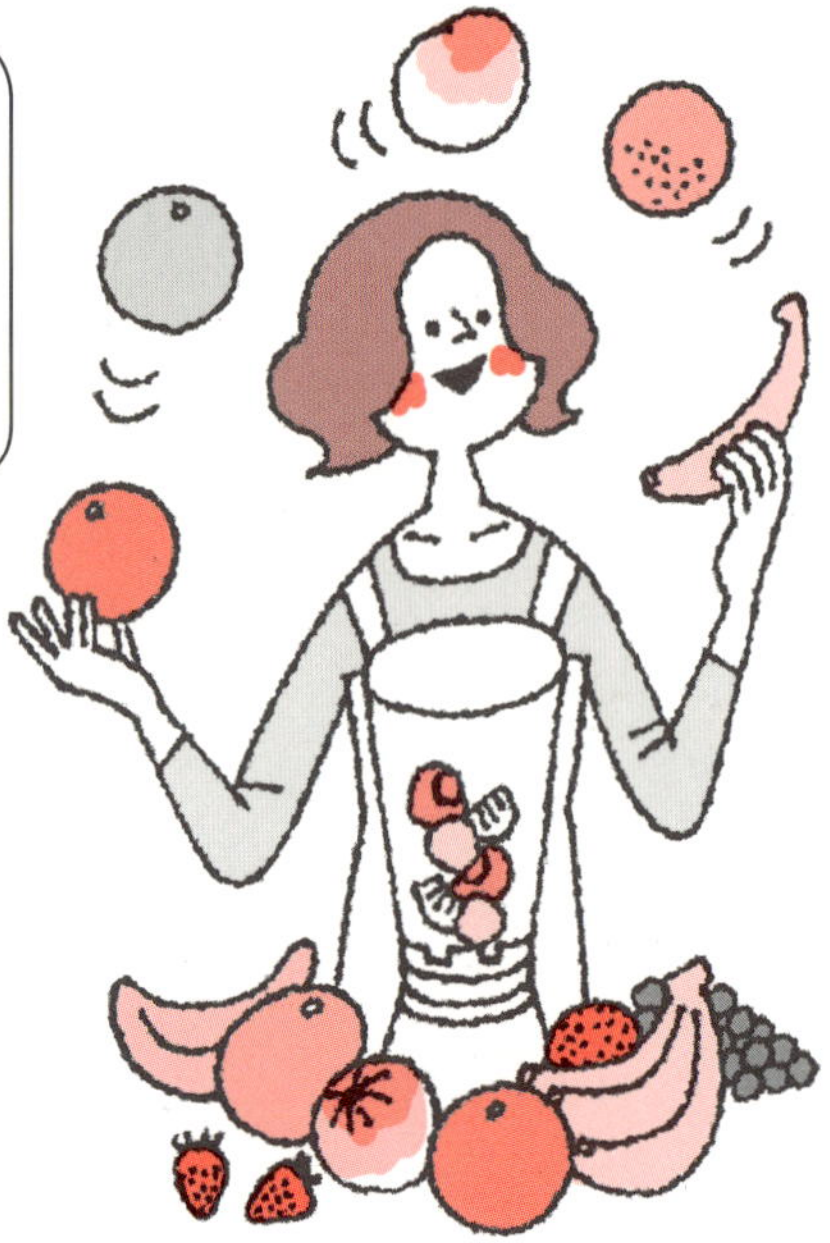

Dさん 50歳
(専業主婦 家族と同居)

くだものはビタミンたっぷりだし、食物繊維も豊富。食べれば食べるほどからだには良いのよ。エネルギーも低めだから、ご飯よりくだものを主食にしているわ。

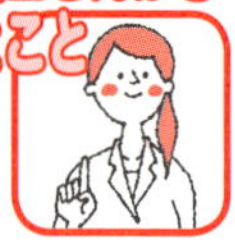

栄養士さんから ひとこと

ビタミンCなどを含み、ヘルシーなイメージが強いくだもの。しかし、くだものに含まれる果糖は、砂糖の主成分ショ糖と並んで中性脂肪に合成されやすい糖質です。

くだものの80〜90%は水分ですが、残りの大部分は糖質が占めているのです。

くだものを主食におきかえて食べた場合、腹もちが悪く、間食につながることも。主食はご飯やパンといったでんぷんからとりましょう。

Check! あなたは大丈夫？

□くだものを主食にしている

□くだものは
多く食べるほどからだに良いと思っている

□食事中や食後にくだものを必ず食べる

食せいかつ日誌を栄養士さんが検証

…栄養士さんのチェックポイント

×月８日(水)	×月９日(木)	×月10日(金)
◀7:30 バナナ　2本 牛乳 ヨーグルト	◀7:30 バナナ　2本 牛乳 ヨーグルト	◀7:30 キウイ　2/3個 野菜ジュース ヨーグルト
◀12:30 フランスパン　1/3切れ シチュー ヨーグルトとシリアル オレンジ　2個	◀12:00 サンドイッチ 自家製フルーツジュース	◀12:00 きのこパスタ　1/2皿 ガーリックチキンサラダ 自家製フルーツジュース
◀19:00 ご飯　1/2杯 豚ニラ玉 お吸いもの オレンジ　3個	◀19:30 フルーツポンチ ロールパン　1/2個 蒸し野菜サラダ 自家製フルーツジュース	◀19:00 ご飯　1/2杯 大豆とわかめの酢のもの 肉じゃが グレープフルーツ　2個
◀23:00 ドライフルーツ　5個		◀23:00 ドライフルーツ　5個

7 8 9 10 11 12 13 14 15 16 17 18 19 20 21 22 23 24 25 (時)

食事のメインにくだものをとると、たんぱく源が不足し、栄養バランスが悪い。

主食が足りておらず、くだものに含まれる果糖のとりすぎ。栄養バランスが悪い。

乾燥する過程で栄養価が高くなる。栄養成分のほとんどが炭水化物に。1日30g程度におさめる。

栄養士さんが詳しく検証！

◀次ページへ

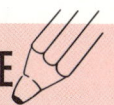

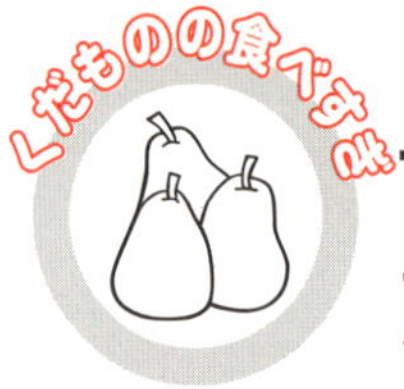
くだものの食べすぎ

一見バランスの良い献立。かくれた糖質をとりすぎる

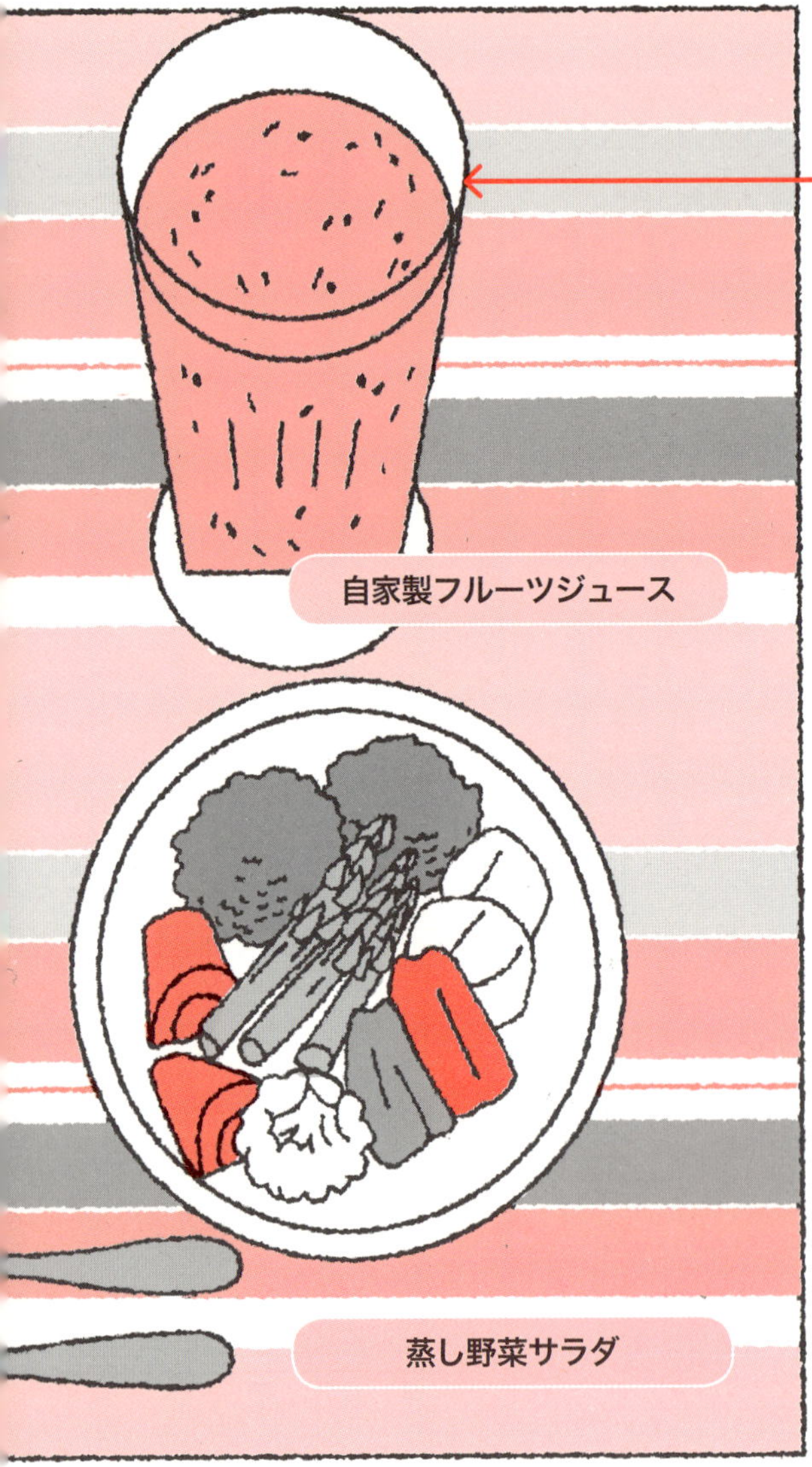
自家製フルーツジュース
蒸し野菜サラダ

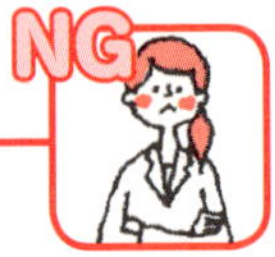

くだものの使用量がわからず、一度に大量の果糖を摂取

ジュースにしてしまうと、量が見た目でわからず、満腹感も得にくいため、総量として多くとりすぎてしまいます。

清涼飲料水は糖質たっぷり

飲料に使用される液糖は砂糖よりも吸収がはやいため、多飲すると急激な血糖上昇を招きます。ペットボトル（500ml）1本に含まれる糖質を砂糖に換算すると、スティックシュガー（3g）6本に相当。

くだものをミキサーにかけたり、刻んで混ぜることによって、くだものの量を把握しにくくなります。1品1品はヘルシーメニューですが、組み合わせの悪さで糖質をとりすぎてしまっています。

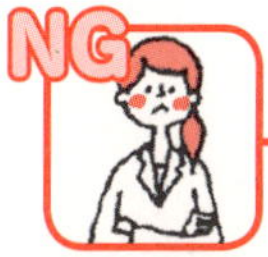
NG

精製されたパンは栄養価が低い。主食としての量も足りない

量が少ないうえ、ロールパンのような精製食品とよばれる白パンは、精製時にミネラルや食物繊維の多くを損失。

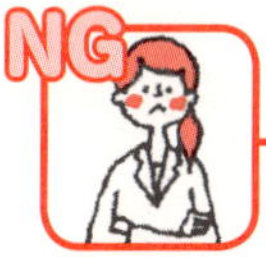
NG

缶詰のくだものには糖質が多い

くだものの果糖だけでなく、缶詰になる過程で、砂糖液を使用。そのため炭水化物が多く、高エネルギーに。

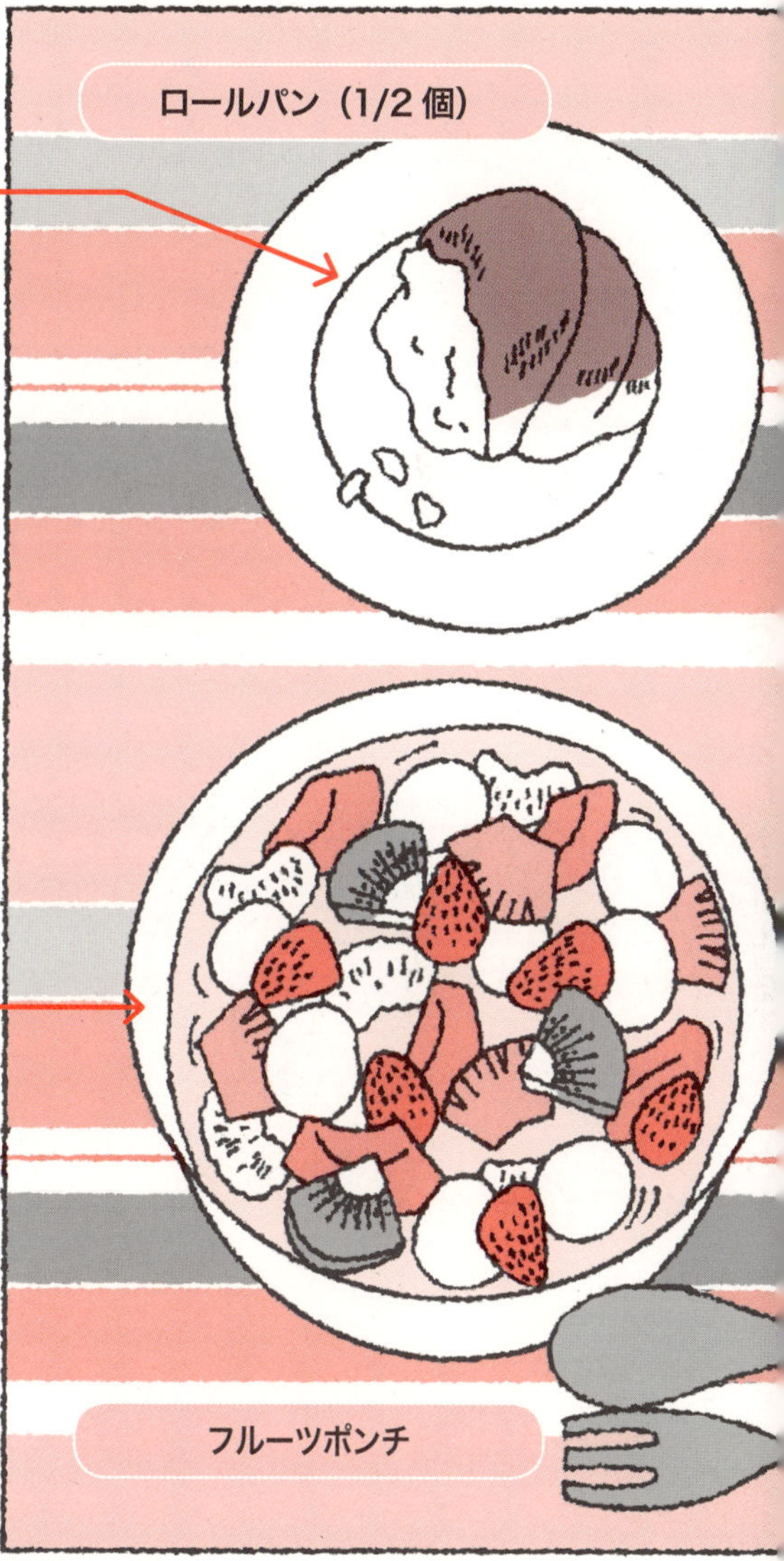
ロールパン（1/2 個）
フルーツポンチ

Before

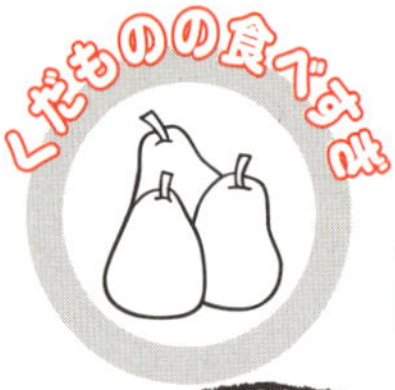
くだものの食べすぎ

くだものは1日 100 ～ 200gまで。ビタミン類はパンや野菜からもとって

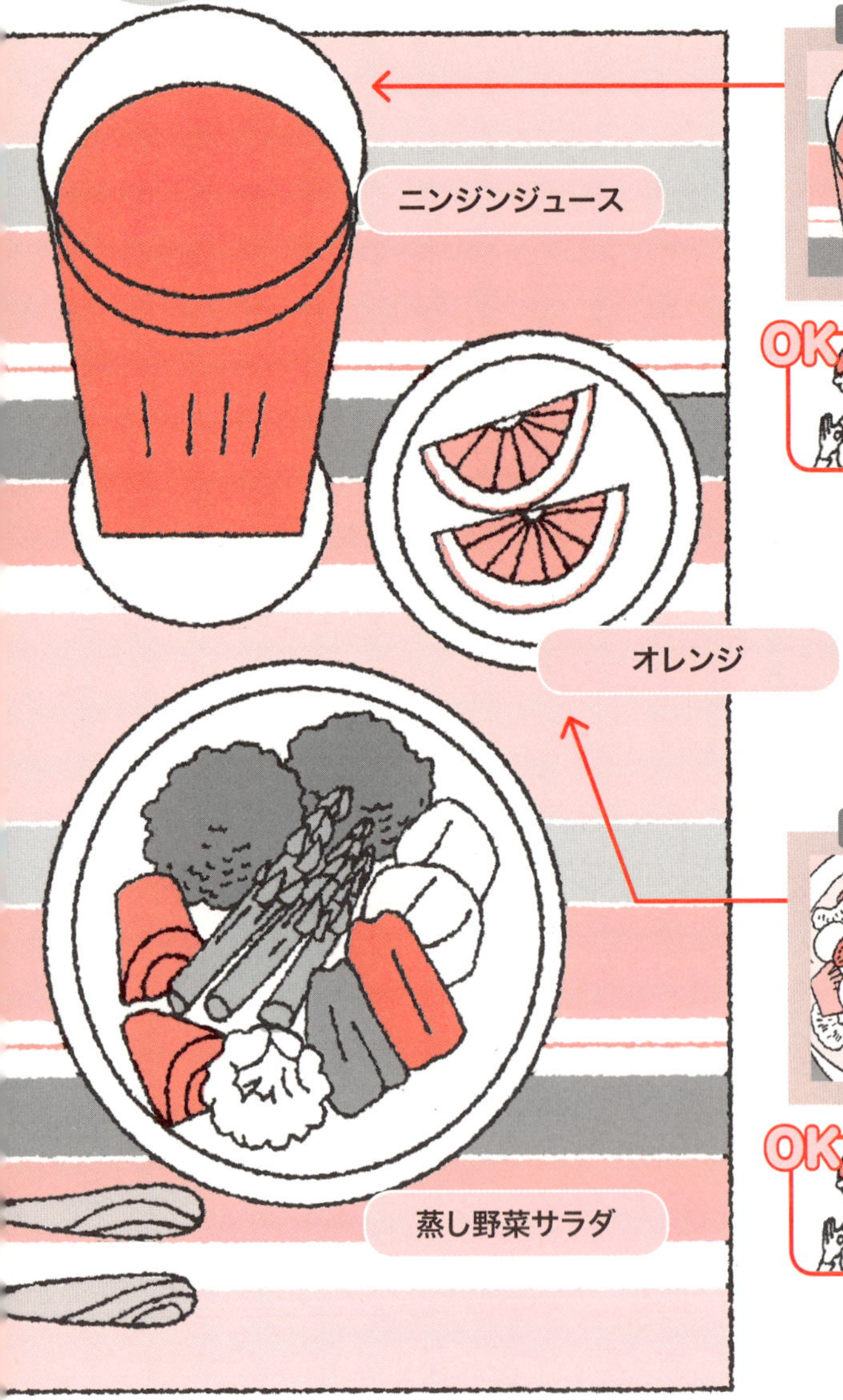
ニンジンジュース
オレンジ
蒸し野菜サラダ

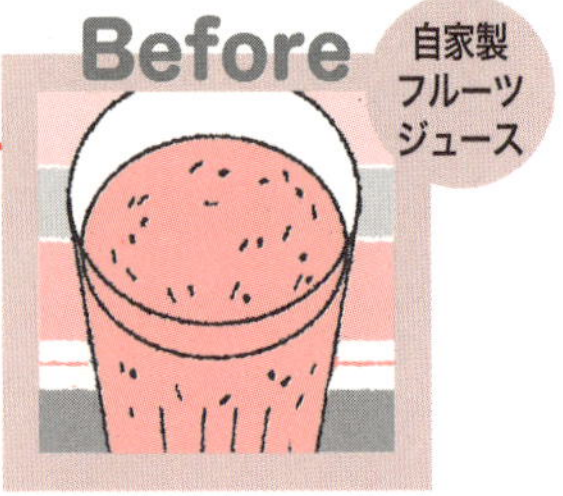

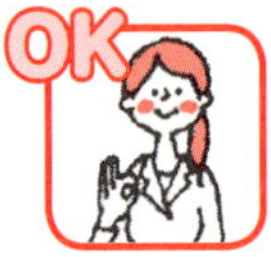

ビタミンをとるなら糖質の少ない野菜から

ニンジンは甘みのわりに糖質が少なく、ビタミンAが豊富です。トマトジュースもおすすめです。

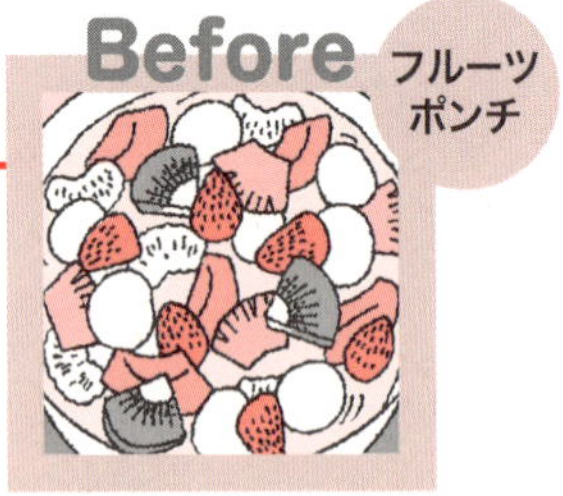
Before
フルーツポンチ

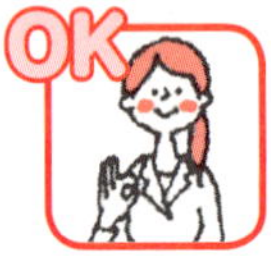

目でみえる形で食べることで、過剰摂取を防ぐ

細かく切ったり、ミキサーにかけたりせず、そのままの形でとり、量を把握しましょう。摂取量を適正に。

目にみえる形で食べ、過剰摂取を防いで。ミネラルやビタミン、食物繊維は、野菜からもとりましょう。野菜はくだものに比べ、低エネルギーかつ満腹感を得られる食材です。

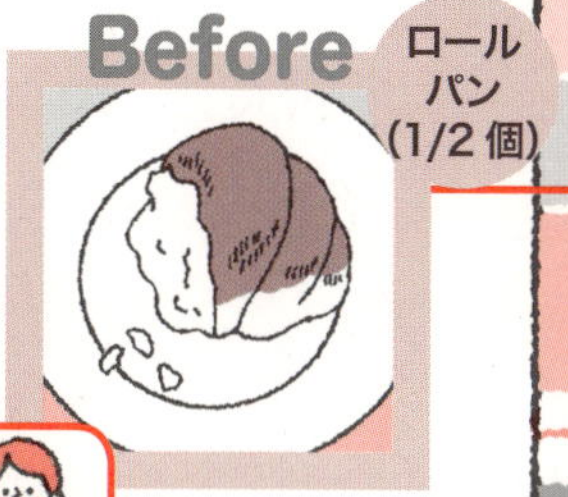
Before
ロールパン
(1/2個)

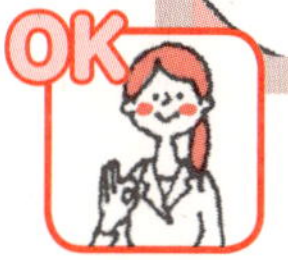

未精製パンは、食物繊維、ビタミン、ミネラルが豊富

ライ麦パンには、不足しがちなミネラルが豊富。動脈硬化を防ぐ効果がある食物繊維、ビタミンB群も。

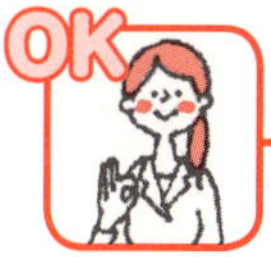

たんぱく源をプラス。理想的なバランス料理

ポトフに肉などを入れることで、たんぱく源を補うことができます。野菜もとれて、一石二鳥です。

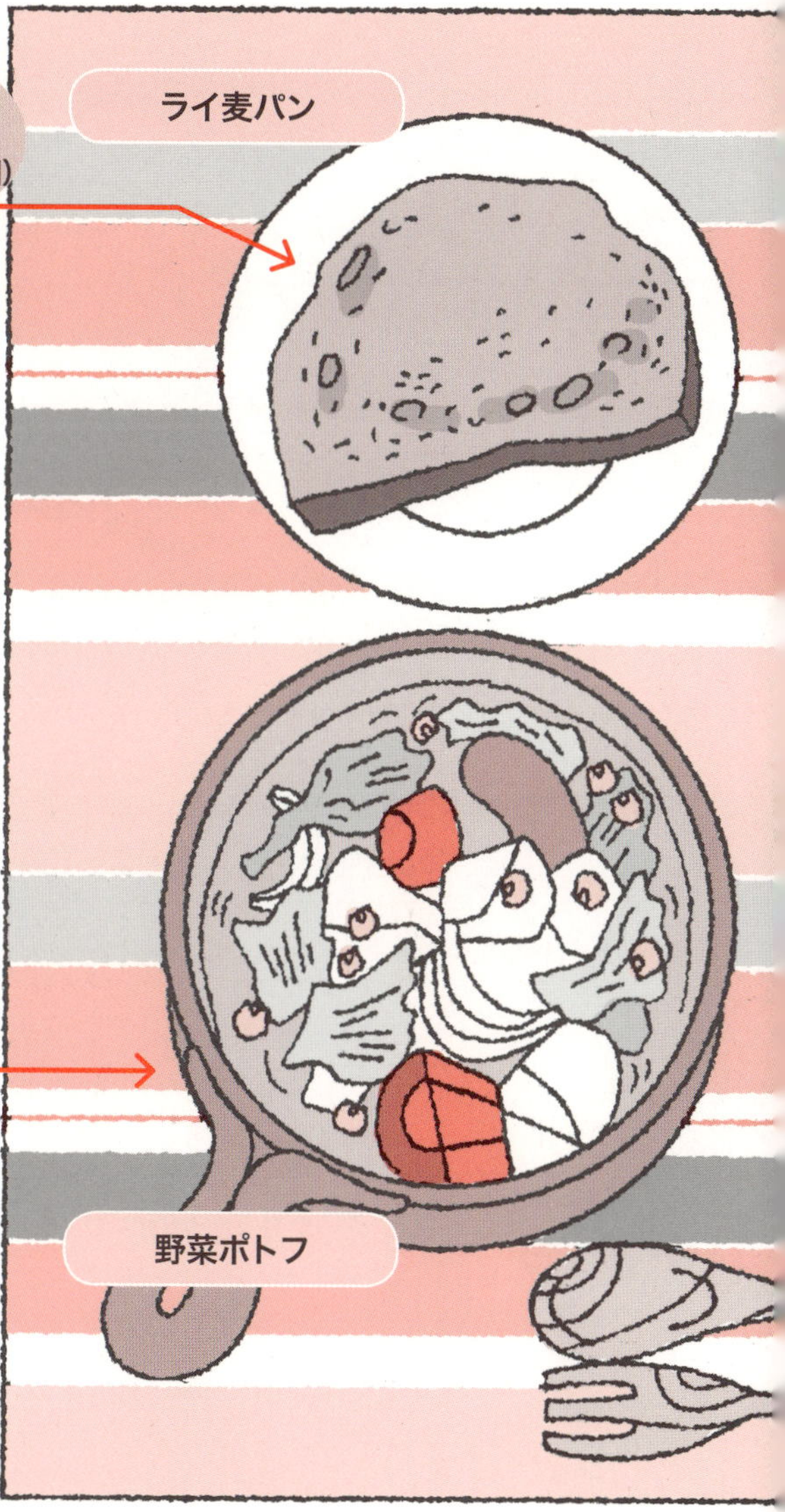
ライ麦パン
野菜ポトフ

After

Case Study 5

お酒を飲みすぎるタイプ

栄養士さんからひとこと

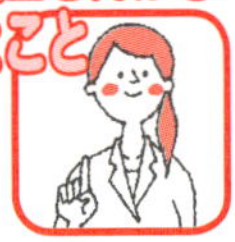

お酒は中性脂肪を増やす作用がある。禁酒が原則だが、量を減らすことからはじめて

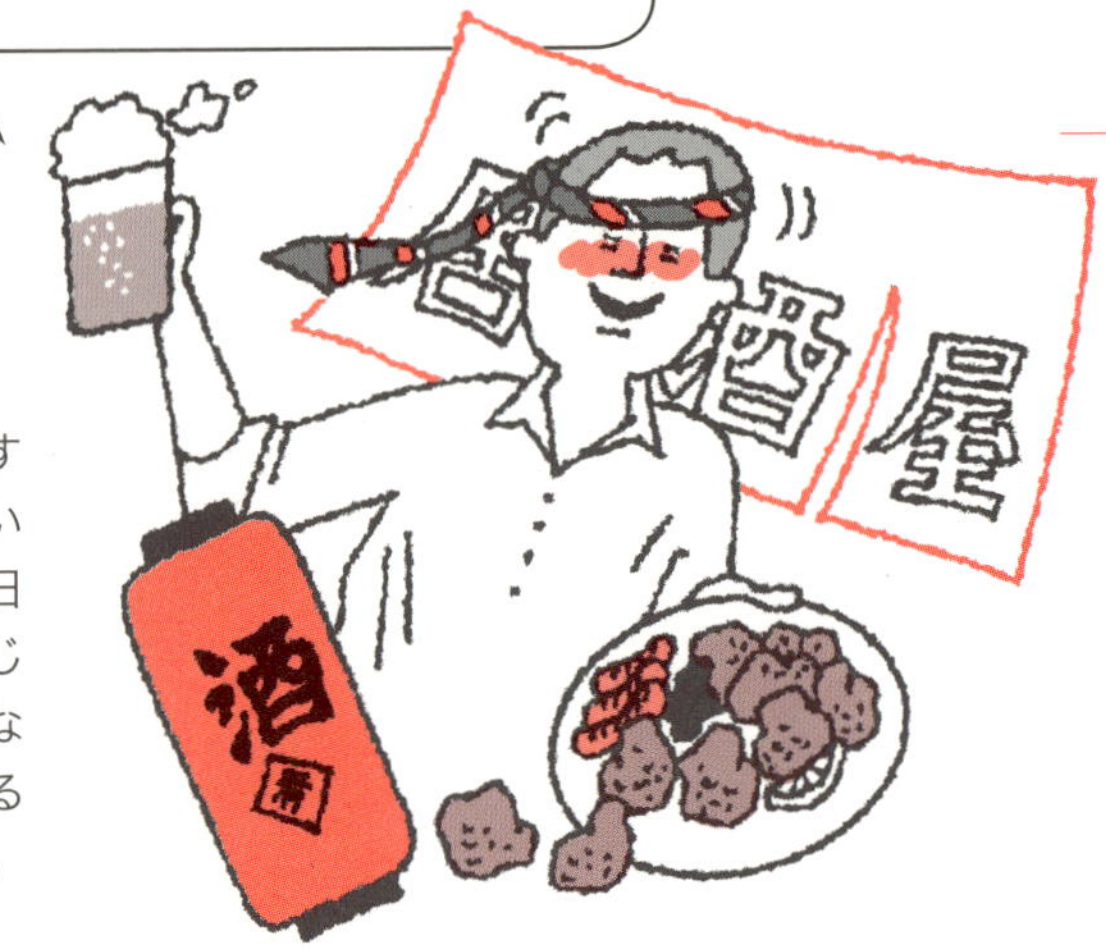
仕事帰りのビールとつまみが楽しみ。付き合いも多く、毎晩飲んでいます。
居酒屋
酒

Eさん 54歳
(会社員 家族と同居)

夕食はつい居酒屋ですませてしまう。付き合いも多いので、飲まない日はありません。飲みはじめると量がわからなくなり、つまみも満腹になるまで食べてしまいます。

アルコールは中性脂肪の合成を促進させます。中性脂肪値の高い人は禁酒が原則です。どうしても飲まなければならない場合は週に1日、乾杯程度の量におさえましょう。

また、飲食時や飲食後の食事にも気をつけて。中性脂肪合成の材料になりやすい油ものおつまみは避けましょう。野菜料理や大豆料理など、なるべく油や塩分を使わないメニューを選ぶことを心がけましょう。

Check! あなたは大丈夫？

- □お酒が好き
- □飲んだ量がわからないくらい飲んでしまう
- □週に3回以上飲む
- □酒のつまみで満腹になる

食せいかつ日誌を栄養士さんが検証

7 8 9 10 11 12 13 14 19 20 21 22 23 24 25 (時)

■…栄養士さんのチェックポイント

×月8日(水)

◀8:00
ご飯
焼鮭
わかめのみそ汁
つけもの

◀12:30
鯖《さば》煮込み定食
・ご飯 ・サラダ
・鯖の煮込み
・お吸いもの

◀19:00
ビール ジョッキ2杯
サワー 3杯
紹興酒 2杯
前菜3種盛り合わせ 1/2 皿
明太子のサラダ 1/2 皿
エビの甘辛炒め 1/2 人前
チンジャオロース 1/2 人前
餃子 1/2 人前
ラーメン

◀22:30
カクテル 2杯
ナッツ 2皿

×月9日(木)

◀8:00
ご飯
焼きタラコ
あさりのみそ汁
つけもの

◀12:30
豚の生姜焼き定食
・ご飯 ・みそ汁
・豚の生姜焼き
・キャベツ

◀19:00
ビール ジョッキ3杯
焼酎水割り 2杯
焼き肉コース 1/3 人前
・塩タン
・中トロカルビ
・ロース ・カルビ
・鶏肉 ・ハラミ
・ホルモン盛り合わせ
・野菜盛り合わせ
・カクテキ

◀23:30
卵かけご飯

×月10日(金)

◀8:00
ご飯
目玉焼き
豚汁
つけもの

◀12:30
天丼セット
・天丼
・つけもの

◀19:00
ビール ジョッキ2杯
焼酎水割り 3杯
エイヒレ 1/2 皿
焼き鳥盛り合わせ 4本
鶏のから揚げ 1/2 皿
フライドポテト 1/2 皿
ソーセージ盛り合わせ 1/2 皿
ミックスナッツ 1/2 皿
えだ豆のしんじょ揚げ 1/2 皿

◀22:00
・日本酒 ・ビール

◀23:00
ラーメン

飲みに行く頻度や1回に飲む量が多い。週に1回、1杯までを心がけて。

栄養士さんが詳しく検証！
次ページへ

油系のつまみは小皿1つでも 200〜400㎉。人数分に割っても品数が多ければエネルギーオーバーに。

飲酒後、ラーメンなどを食べたくなることも。夜中に食べると脂肪として蓄積されやすいため、要注意。

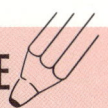

お酒の飲みすぎ

お酒だけで1食分、おつまみが加わると1日分のエネルギーに

Before

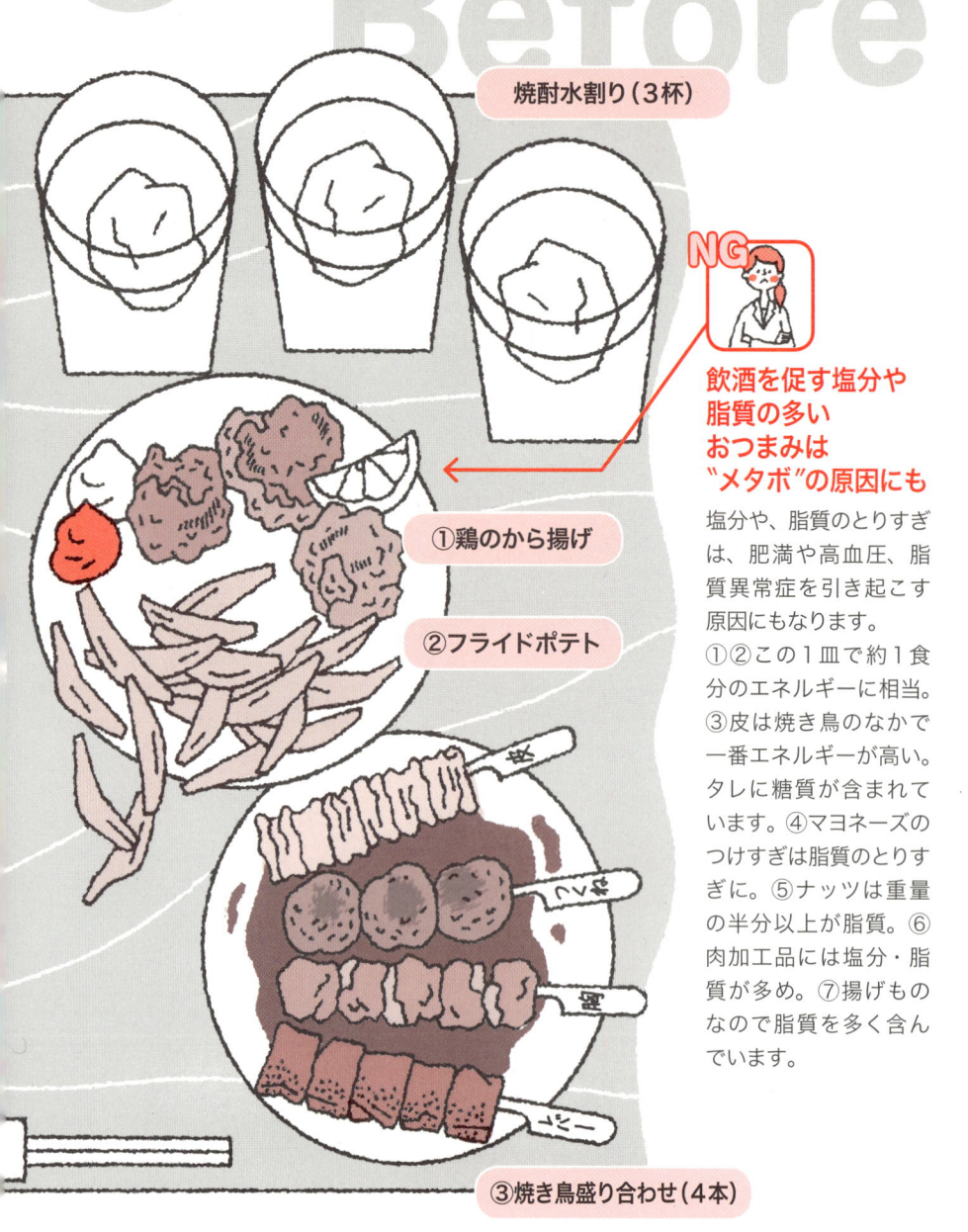

飲酒を促す塩分や脂質の多いおつまみは"メタボ"の原因にも

塩分や、脂質のとりすぎは、肥満や高血圧、脂質異常症を引き起こす原因にもなります。
①②この1皿で約1食分のエネルギーに相当。③皮は焼き鳥のなかで一番エネルギーが高い。タレに糖質が含まれています。④マヨネーズのつけすぎは脂質のとりすぎに。⑤ナッツは重量の半分以上が脂質。⑥肉加工品には塩分・脂質が多め。⑦揚げものなので脂質を多く含んでいます。

お酒だけで、１食分のエネルギーをこえています。飲みすぎは食べすぎと同じと自覚して。おつまみもお酒に合うものばかりを選ぶと、中性脂肪に合成されやすく、脂質たっぷりの高エネルギー食に。

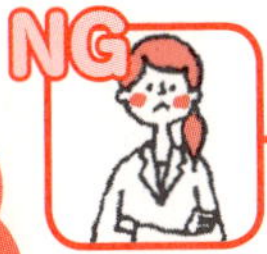

アルコールは エンプティーカロリー（空っぽの栄養素）

お酒は１ｇ７㎉のエネルギーを生産しますが、栄養素を含みません。エネルギーだけがたまります。

お酒だけで１食分のエネルギーを上回る

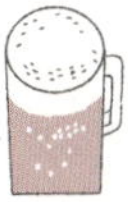
ビール中ジョッキ１杯 ＝ 約200㎉

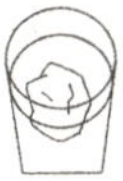
焼酎水割り１杯 ＝ 約130㎉

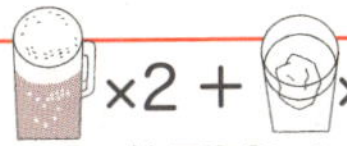

約**790**㎉

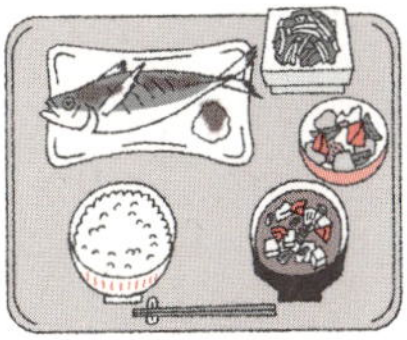
約**600**㎉

ビール中ジョッキ２杯、焼酎水割り３杯のエネルギー（約790㎉）は、１食分のエネルギー（約600㎉）より多い。

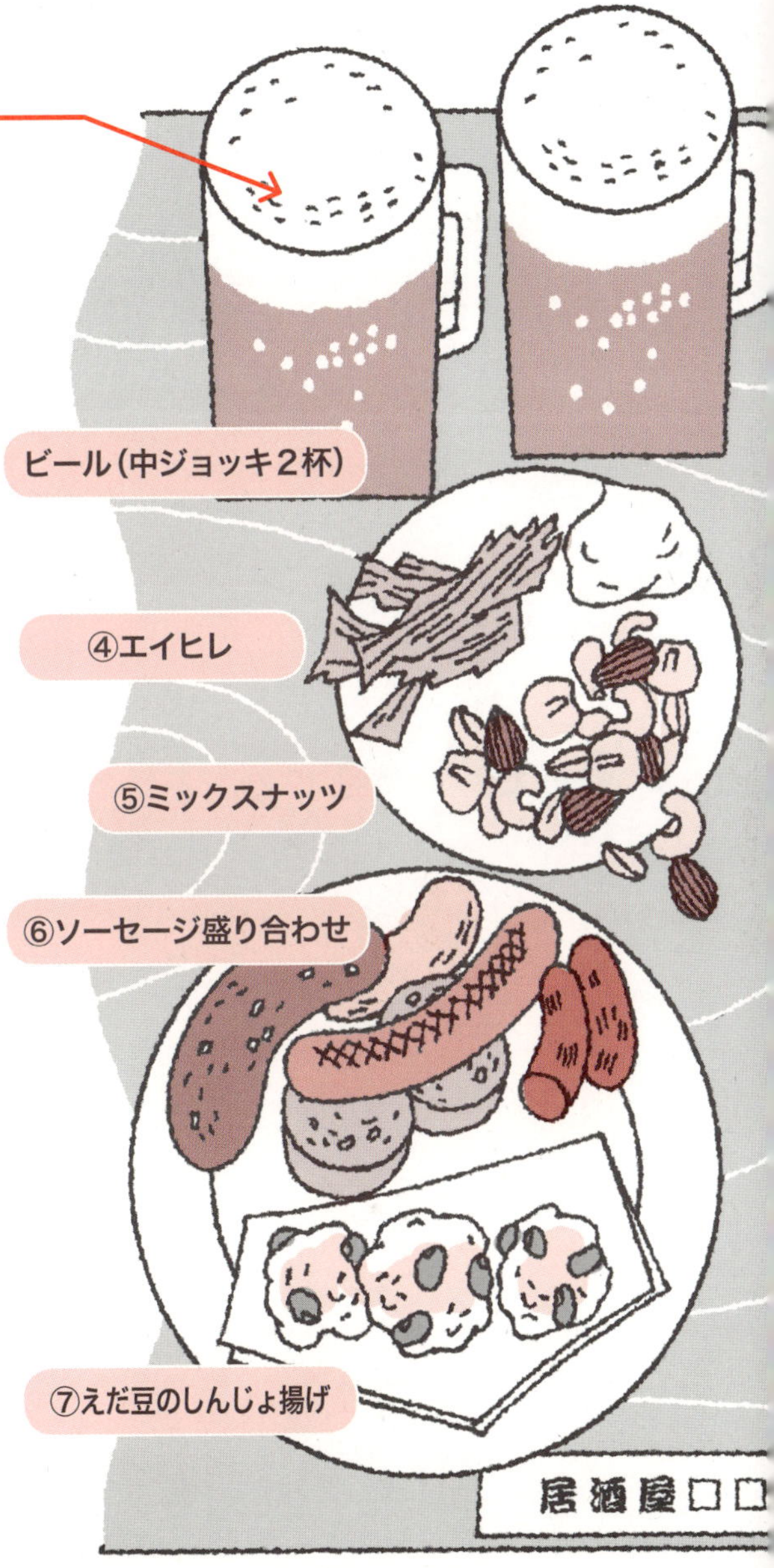
ビール（中ジョッキ２杯）
④エイヒレ
⑤ミックスナッツ
⑥ソーセージ盛り合わせ
⑦えだ豆のしんじょ揚げ
居酒屋□□

お酒の飲みすぎ

原則禁酒を心がけて。おつまみはヘルシーなものを

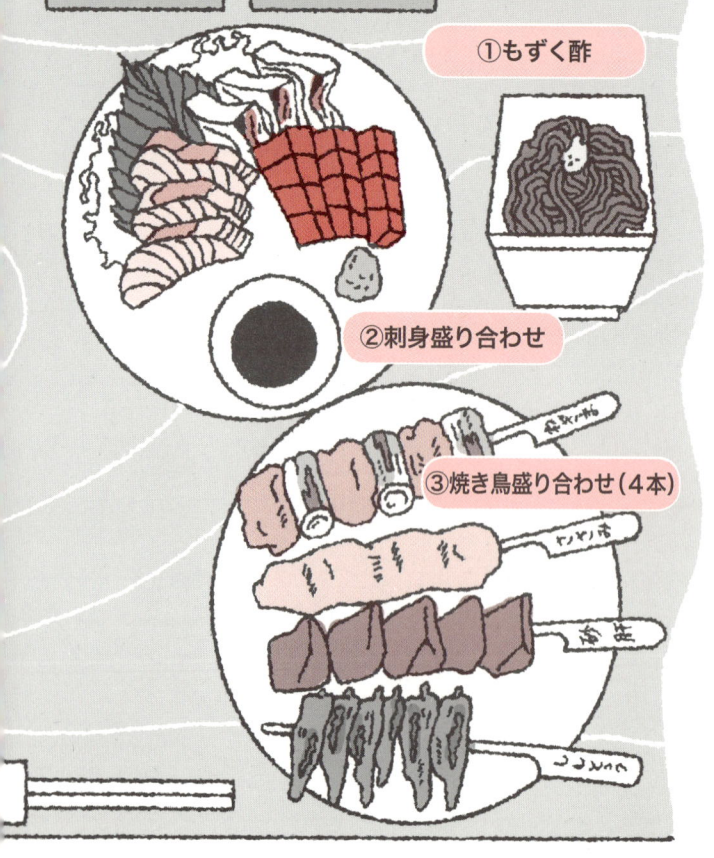

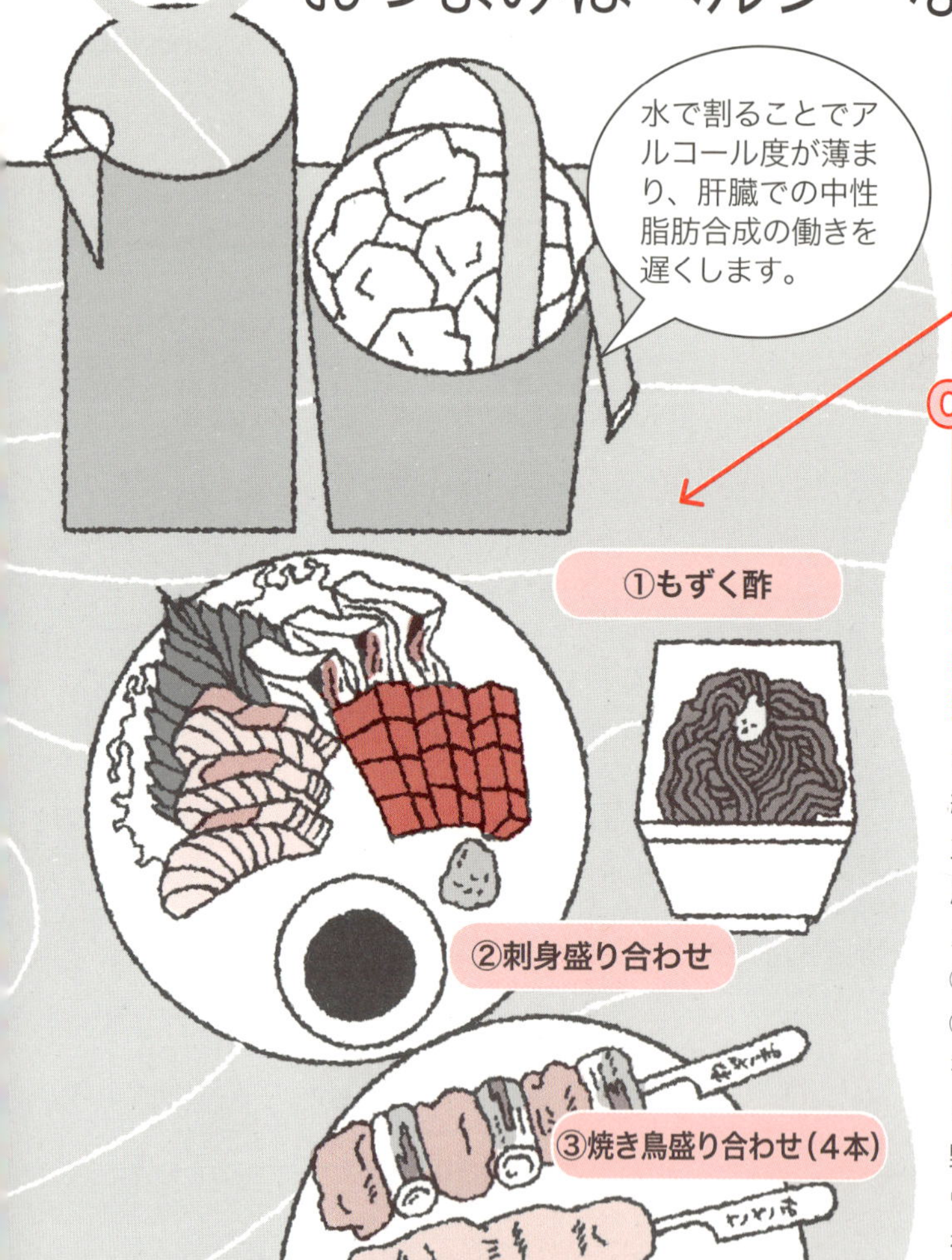

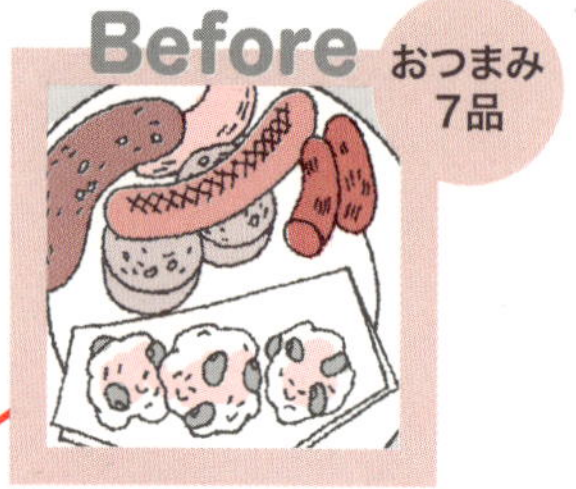

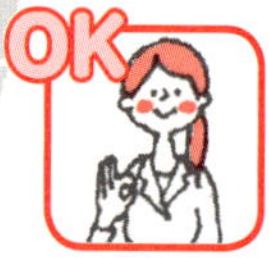

食物繊維、たんぱく質が豊富なおつまみを選び栄養バランスを保つ

おつまみ全体で食物繊維、たんぱく質が主体のものを選ぼう。脂質、塩分が多めのメニューは避けて。①食物繊維が豊富。②青魚は中性脂肪値を低くするＥＰＡが多く含まれます。③塩、野菜でエネルギーダウン。④マヨネーズをつけずに、低エネルギーに。⑤たんぱく質が血管をしなやかにします。⑥緑黄色野菜で栄養も補います。⑦大豆成分サポニンが動脈硬化を防ぎます。

付き合いで飲む場合は自分のペースで飲めるお酒を選び、飲む量を減らしましょう。おつまみは栄養が豊富かつ、塩分や脂質の少ない低エネルギーなものを。トータルで栄養バランスを整えていきます。

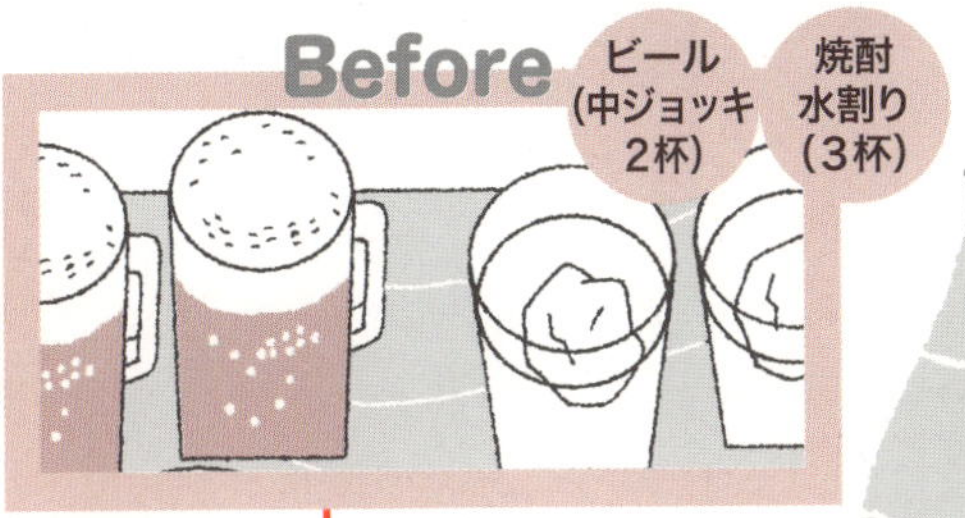
Before
ビール(中ジョッキ2杯)
焼酎水割り(3杯)

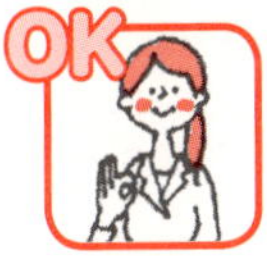
OK

乾杯後、2杯目からは自分のペースで飲めるものを

乾杯用のビールはコップ1杯。2杯目からは水で割れる焼酎などを。薄めながらゆっくり飲んで。

禁酒フレーズで誘いを回避

まず、酒場へ立ちよる回数を徐々に減らそう。付き合いで行かなければならない場合、事前に協力者をつくって。「医者に止められ、禁酒している」など、まわりに話し、飲まされない工夫を。

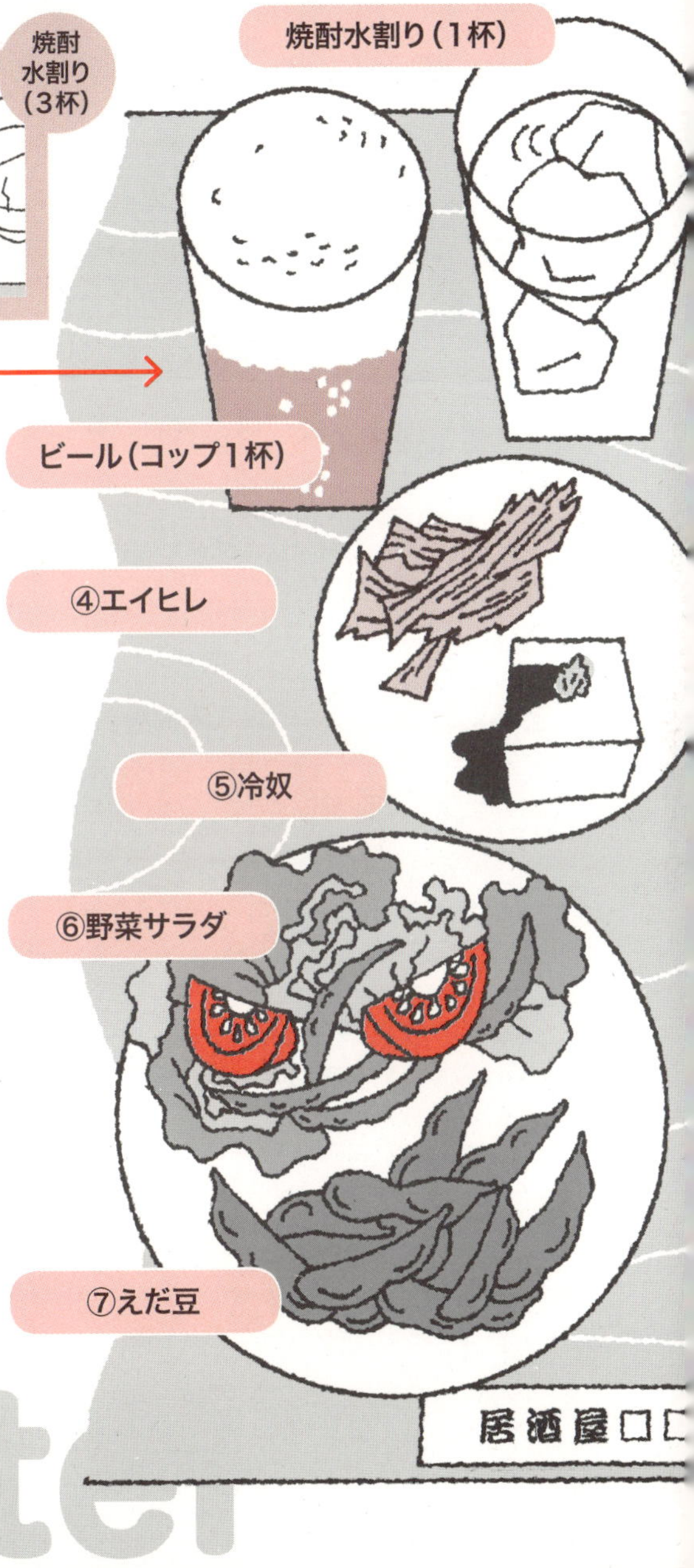
焼酎水割り(1杯)
ビール(コップ1杯)
④エイヒレ
⑤冷奴
⑥野菜サラダ
⑦えだ豆
居酒屋□□
After

Column

消費者庁認定の「特定保健用食品」を上手に利用する

特定保健用食品は、「からだの生理学的機能などに影響を与える保健機能成分を含む食品」として消費者庁が許可した食品（2009年、厚生労働省から消費者庁に移管）。〝トクホ〟のマーク（左）付き。

特定保健用食品はからだへの働きの違いによって分類される

①特定保健用食品

食べると特定の健康効果が期待できる

パッケージの表示例

「この食品は～を含んでいるので××が気になる方の食生活の改善に役立ちます。」

②特定保健用食品・疾病リスク低減表示

含まれる成分の疾病リスク低減効果が医学的・栄養学的に証明されている

パッケージの表示例

「この食品は～を豊富に含みます。適切な量の～を含む健康的な食事は××のリスクを低減するかもしれません。」

③特定保健用食品・規格基準型

健康効果が科学的に認められた成分の規格基準を満たしている

パッケージの表示例

「～が含まれているので××の働きを整えます。」

④条件付き特定保健食品

科学的根拠が十分には示せないが、一定の健康効果が期待できる

パッケージの表示例

「～を含んでおり、根拠は必ずしも確立されていませんが、××に適している可能性がある食品です。」

条件付き特定保健用食品マーク

中性脂肪値が高めの人におすすめの食品

おもな食品	おもな関与成分	パッケージ表示例
清涼飲料水	茶カテキン	・からだに脂肪がつきにくい。 ・脂肪を消費しやすくする。 ・体脂肪が気になる方に。 ・中性脂肪の上昇をおさえる。
食用調整油	中鎖脂肪酸	

第5章

運動や生活改善で
数値の上がりにくい体質に

食事を改善していても、
運動不足やストレスが重なると、中性脂肪値は
なかなか下がりません。
脂肪を燃やす効果の高い運動や、
リラックス法を実践しましょう。

運動&ストレス解消

運動とストレス解消で中性脂肪値を下げ、体質をかえる

食事に問題があっても、メタボリックシンドロームでなければ、食事の改善だけで数値を下げることができます。一方、運動不足やストレスなどが重なりメタボリックシンドロームになっている人の場合、食事の改善に加え、運動・ストレス解消といった生活習慣全般の見直しが必要です。

メタボリックシンドロームでない人も運動やストレス解消にとりくむことで、中性脂肪値の上がりにくいからだを手に入れられます。

◆有酸素運動で脂肪を燃焼させてから無酸素運動を◆

＋

睡眠、入浴、レジャーでストレスを解消する

過剰なストレスは中性脂肪値や血糖値を上昇させる。また、ストレスによる暴飲暴食も肥満の原因に。十分な睡眠、入浴、レジャーなどでストレス解消を。

説明と実践は P106 ～ 111

両タイプとも

中性脂肪値を上げるホルモンを減らすことができる

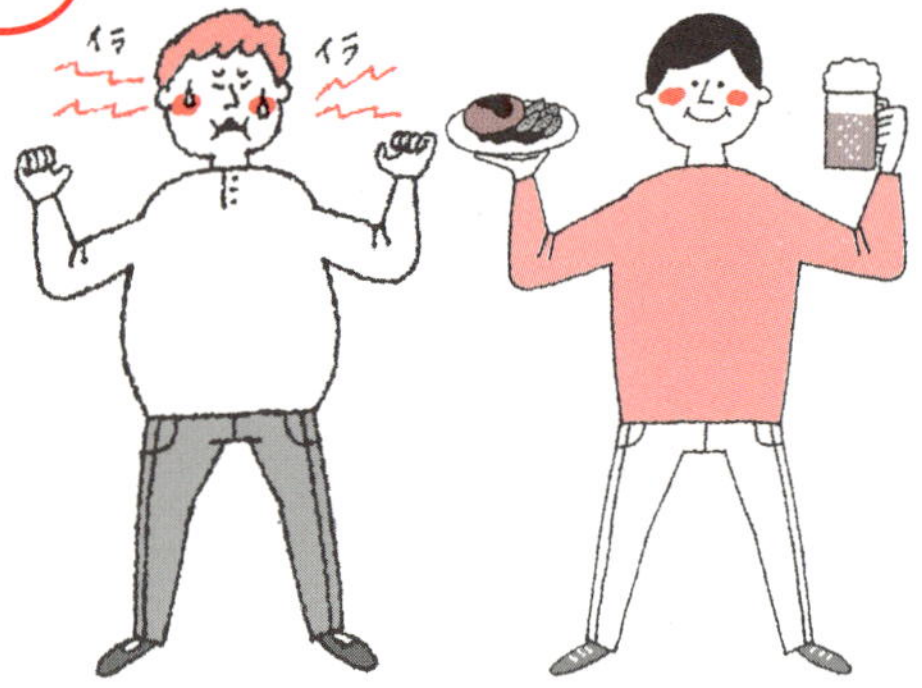

ストレスを解消すれば、中性脂肪値を上昇させるカテコールアミンやコルチゾールなどのホルモンの分泌をおさえることができる。

数値を下げるために

有酸素運動で脂肪を減らし数値を下げる

有酸素運動は、呼吸をしながら行う運動（ウォーキングなど）。内臓脂肪がエネルギー源として消費され、肥満の解消と中性脂肪値を下げる効果がある。

説明は P97、実践は P100 ～ 104

これ以上上げないために

無酸素運動で筋肉をつけ、数値の上がりにくいからだにする

無酸素運動とは瞬発力を要する運動（筋肉トレーニングなど）。筋肉がつくと基礎代謝量が上がり、脂肪を燃焼しやすくなる。太りにくい体質になる。

説明は P97、実践は P102 ～ 105

食事、運動などの悪習慣で“メタボ”になっているタイプ

有酸素運動→無酸素運動の順番で行うと、より効果的かつ確実に数値を下げられる

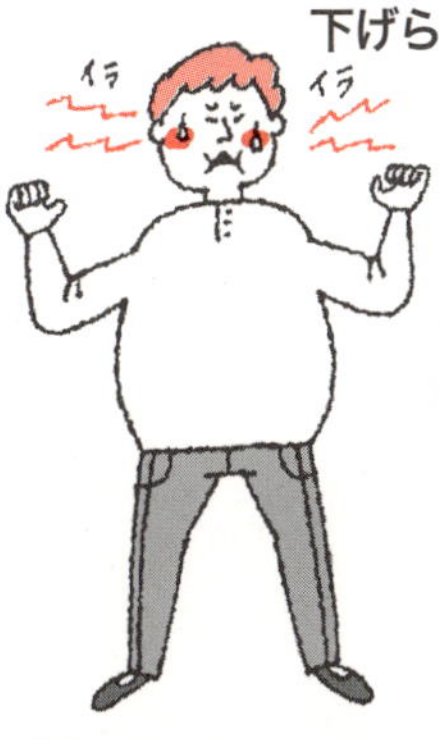

有酸素運動で脂肪を減らしてから、無酸素運動を行う。運動もしやすく、筋肉をつけやすい。中性脂肪値も下がる。

偏食があるが“メタボ”ではないタイプ

運動を行うことで基礎代謝が上がり、肥満を防げる

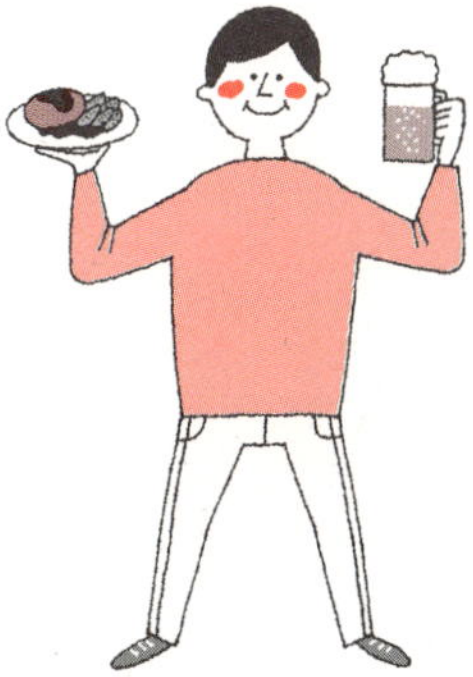

有酸素運動と無酸素運動を習慣にすることで、基礎代謝量がアップし、肥満を未前に防ぐことができる。

運動をはじめる前に

歩くことで脂肪を燃焼。筋肉をつけて基礎代謝も上げる

これまで運動習慣のなかった人は、まずは歩くことからはじめてみましょう。

ウォーキングは有酸素運動なので、内臓脂肪を減らしたり、中性脂肪値や血糖値を下げるのに効果的です。

慣れてきたら、合間に筋肉トレーニングなどの無酸素運動を行いましょう。筋肉がつくと基礎代謝量が上がり、太りにくくなり、肥満の予防にもなります。有酸素運動も無理なく続けられるようになり、効果が高まります。

◆運動のメリットは朝昼夜によって違う◆

朝

- 1日のはじまりに運動を行うと習慣化しやすい
- 運動のために早起きすることで規則正しい生活リズムがつくられる

おすすめの運動 P100

昼

- スポーツ施設が開放され運動しやすい環境が整っている
- 外に出る機会が増えて、歩く頻度が増える

おすすめの運動 P102

夜

- 脂肪は夜、体内へ蓄積されるためその働きを妨げられる
- 運動後の疲労で、ぐっすり眠れるようになる

おすすめの運動 P104

◆運動時の呼吸の仕方によって効果が異なる◆

有酸素運動

酸素をとり込みながら行うため、
脂肪がエネルギー源として燃焼しやすい

エネルギーを生み出すために酸素を必要とする運動。エネルギー源として糖質や脂肪を消費。血糖値や中性脂肪値、コレステロール値を下げるとともに合計20分以上行えば内臓脂肪も減る。

代表的な運動は？

▶ウォーキング、ジョギング、テニス、サイクリング、ゴルフ、エアロビクスなど

無酸素運動

息を止め瞬発的な力を加えることで
筋肉がつき、基礎代謝が上がる

瞬間的に筋肉に強い負荷がかかる運動で、エネルギーを生み出すのに酸素を必要としない。長時間続けることはできないが、筋肉が増えることで基礎代謝量がアップし、肥満を防げる。

代表的な運動は？

▶短距離走、スクワット、腕立てふせ、筋肉トレーニングなど

Column

内臓脂肪は運動開始20分後から燃え出す

運動開始後はエネルギー源として血液中の糖質が使われます。20分後以降は内臓脂肪や皮下脂肪が使われます。

内臓脂肪を燃焼させるには、1日20分以上の有酸素運動が効果的。

食前に歩けば内臓脂肪が減る

運動する時間帯も重要です。朝、昼、夜、それぞれにメリットがあります。時間帯に合った運動を行いましょう。運動を食前に行うと、食事からのエネルギー補給がないときに運動しているので、体内の脂肪が消費され、内臓脂肪が減りやすくなります。

は現体重×5〜10%

①BMIを計算する

体重		身長		身長		BMI
kg	÷	m	÷	m	＝	

②目標体重を調べる

体重		減量割合		減らすべき体重
kg	×	（1）0.05 （2）0.1	＝	kg

減量割合

BMI値が　（1）25〜30の人 ▶今の体重から5％減らす
　　　　　（2）30以上の人 ▶今の体重から10％減らす

（25以下の人は無酸素運動で太りにくい体づくりにとりくむ。P102〜105）

体重		減らすべき体重		目標体重
kg	−	kg	＝	kg

運動にとりくむときには、目標をかかげると、効果大。

肥満度の指数であるBMIを計算しておくと良いでしょう。日本肥満学会の基準では、BMI22が標準で、25以上が肥満と判定されます。BMIが25〜30の人は現在の体重から5％、30以上の人は10％減らすことを目標に。

上記①〜④の計算により、減らすべき体重、1日に減らす脂肪量と目標消費エネルギーがわかります。目標消費エネルギーの半分を食事で補うと減らしやすいです。

朝、昼、夜の時間帯にできる運動を紹介していきます（P100〜参照）。さっそく運動をはじめてみましょう。

減らすべき脂肪量の目安

③1日に減らす脂肪の量を決める

減らすべき体重 [　　　kg] ÷ 90（日）× 1000 ＝ 1日に減らす脂肪量 [　　　g]

（90（日）＝ダイエット日数）

※ダイエットに3か月間とりくむ場合

ポイント：3～6か月かけて長期間でとりくむと、無理なく確実にやせられる

④エネルギーの単位になおす

1日に減らす脂肪量 [　　　g] × 7kcal ＝ 1日の目標消費エネルギー [　　　kcal]

エネルギー消費早見表（体重60kgの人が20分行う場合）

ウォーキング	約90kcal	サイクリング（時速10km）	約80kcal
腹筋	約180kcal	腕立てふせ	約870kcal
ジョギング（120m/分）	約170kcal	ゴルフ（打ちっぱなし）	約100kcal
水泳（クロール）	約450kcal	なわとび	約160kcal
水泳（平泳ぎ）	約240kcal	ストレッチ	約70kcal
スクワット	約90kcal	ダンベル上下	約870kcal
階段の昇降	約120kcal	電車で立ったまま	約40kcal
ウェイトトレーニング	約310kcal		

（日本体育協会スポーツ科学委員会資料　参考）

運動をはじめよう！

朝

朝はウォーキングや通勤時を利用した歩行など軽めの運動を。健康的な生活リズムをつくる。

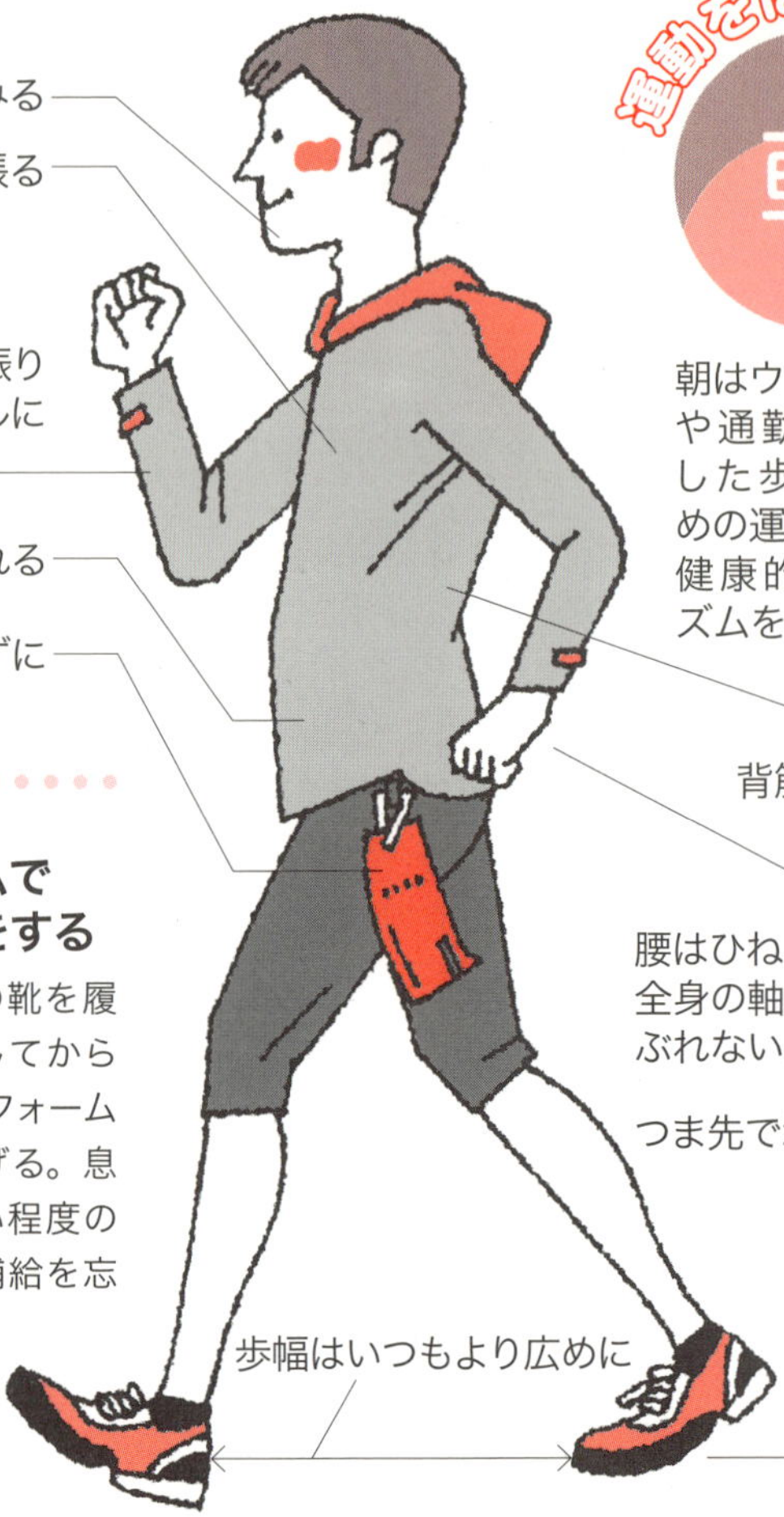
あごを引いて前方をみる
胸を張る
腕を曲げて腕を大きく振りリズミカルに
お腹に力を入れる
水分補給は忘れずに
背筋をのばす
腰はひねりすぎず、全身の軸がぶれないようにする
つま先で地面をける
歩幅はいつもより広めに

1 はやめに起き、正しいフォームでウォーキングをする

有

ウォーキング用の靴を履き、準備体操をしてからはじめる。正しいフォームが運動効果を上げる。息の上がりすぎない程度のペースで。水分補給を忘れずに。

ウォーキングに慣れてきたらジョギングにも挑戦を！

ウォーキングに慣れて、体力に余裕が出てきたら、ジョギングに挑戦してみましょう。

ウォーキングよりも消費エネルギーが多く（P99参照）、筋肉も鍛えられます。体力アップ、中性脂肪値の改善、太りにくい体づくりに役立ちます。ただし、ひざなどに負担がかかりやすいので、太りすぎの人はある程度減量してから行いましょう。

2 通勤をサイクリングに

勤務先まで数駅程度の距離なら、自転車通勤にかえてみて。サイクリングはエネルギーを消費するとともに、脚の筋肉アップにも役立つ。街中を走るなら、クロスバイクがおすすめ。

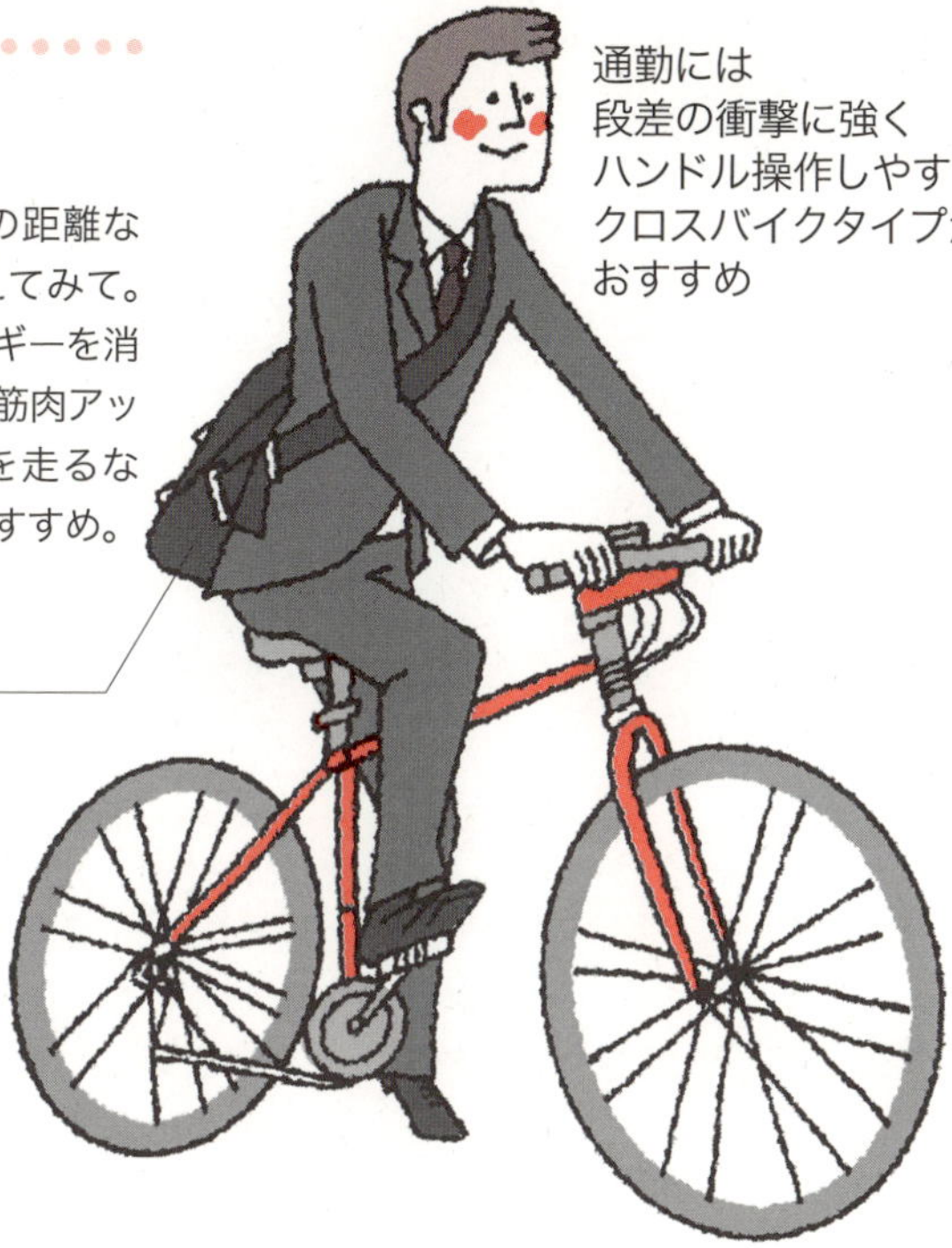
通勤には
段差の衝撃に強く
ハンドル操作しやすい
クロスバイクタイプが
おすすめ
からだにフィットする
メッセンジャータイプの
カバンがこぎやすい

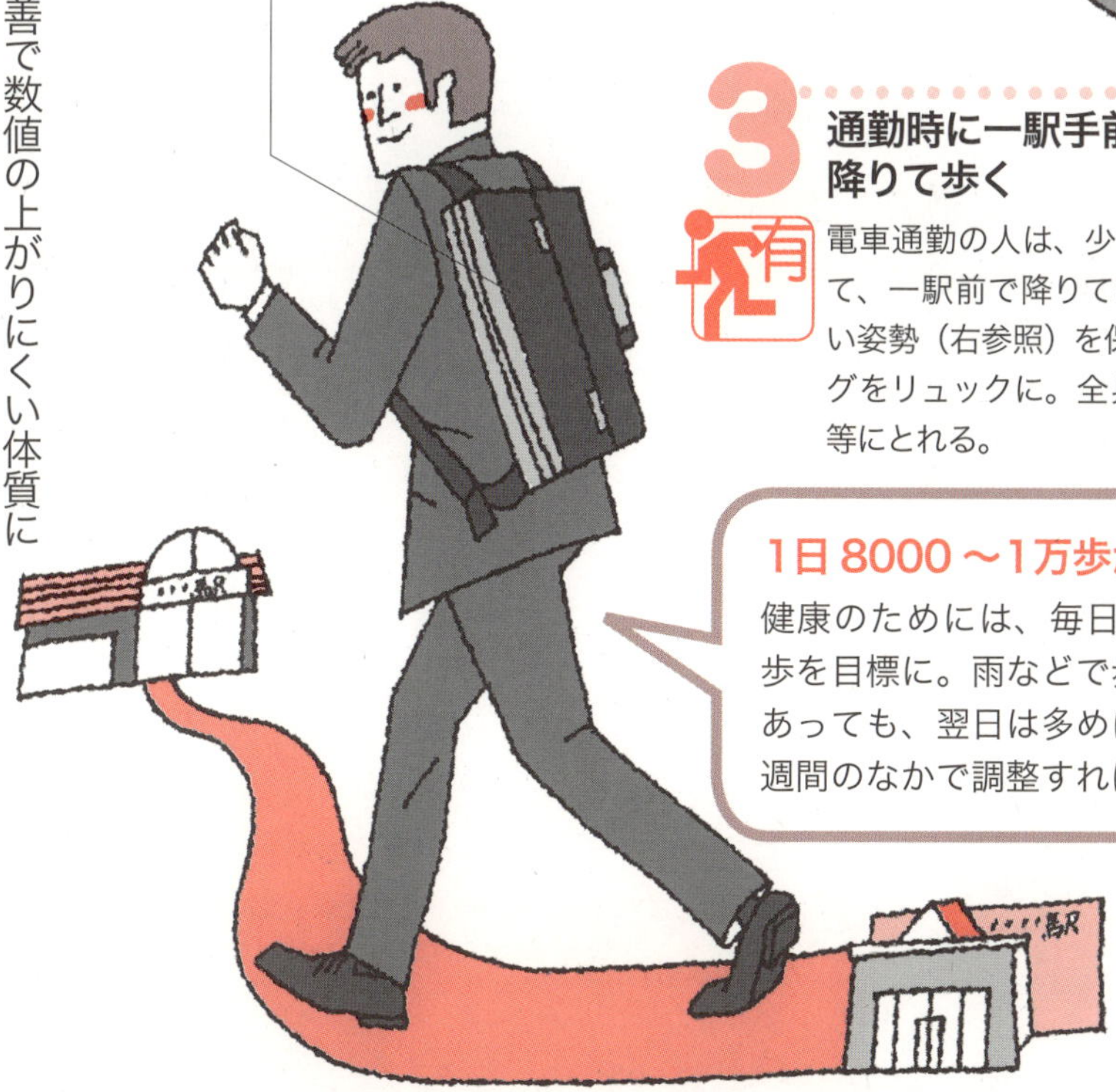
通勤には
手提げとリュック、
2Way タイプが
便利

3 通勤時に一駅手前で降りて歩く

電車通勤の人は、少しはやめに家を出て、一駅前で降りて歩いてみて。正しい姿勢（右参照）を保つには、通勤バッグをリュックに。全身のバランスが均等にとれる。

1日 8000 ～1万歩が理想的

健康のためには、毎日8000～１万歩を目標に。雨などで歩けない日があっても、翌日は多めに歩くなど１週間のなかで調整すればＯＫ。

運動をはじめよう！

昼

昼は、外出先や自宅で運動するチャンスがいっぱいある。筋肉を強化する無酸素運動もとり入れる。

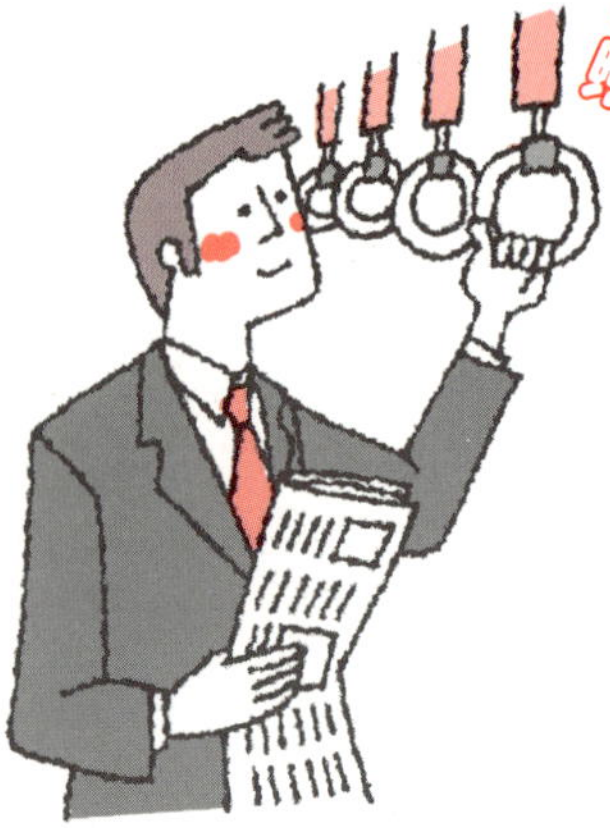

1 電車のなかでは座らずに立つ

座っているよりも立っているほうが、消費エネルギーが多い。背中やお腹、お尻、太ももなどの筋肉を意識し、姿勢良く立つことで筋肉が鍛えられる。

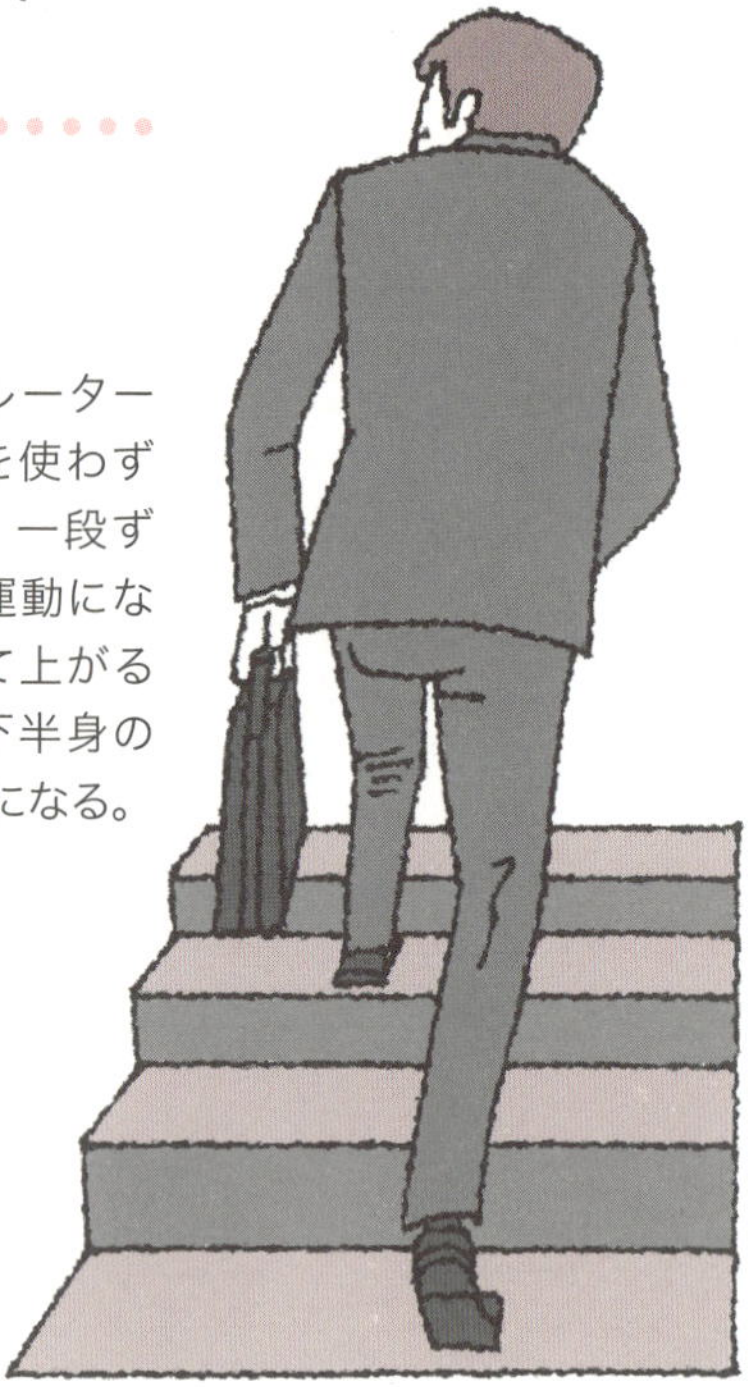

2 移動は階段。一段とばしで筋肉アップ

移動時はエスカレーターやエレベーターを使わずに、階段を使う。一段ずつ登るだけでも運動になる。一段飛ばして上がるようにすれば、下半身の筋肉トレーニングになる。

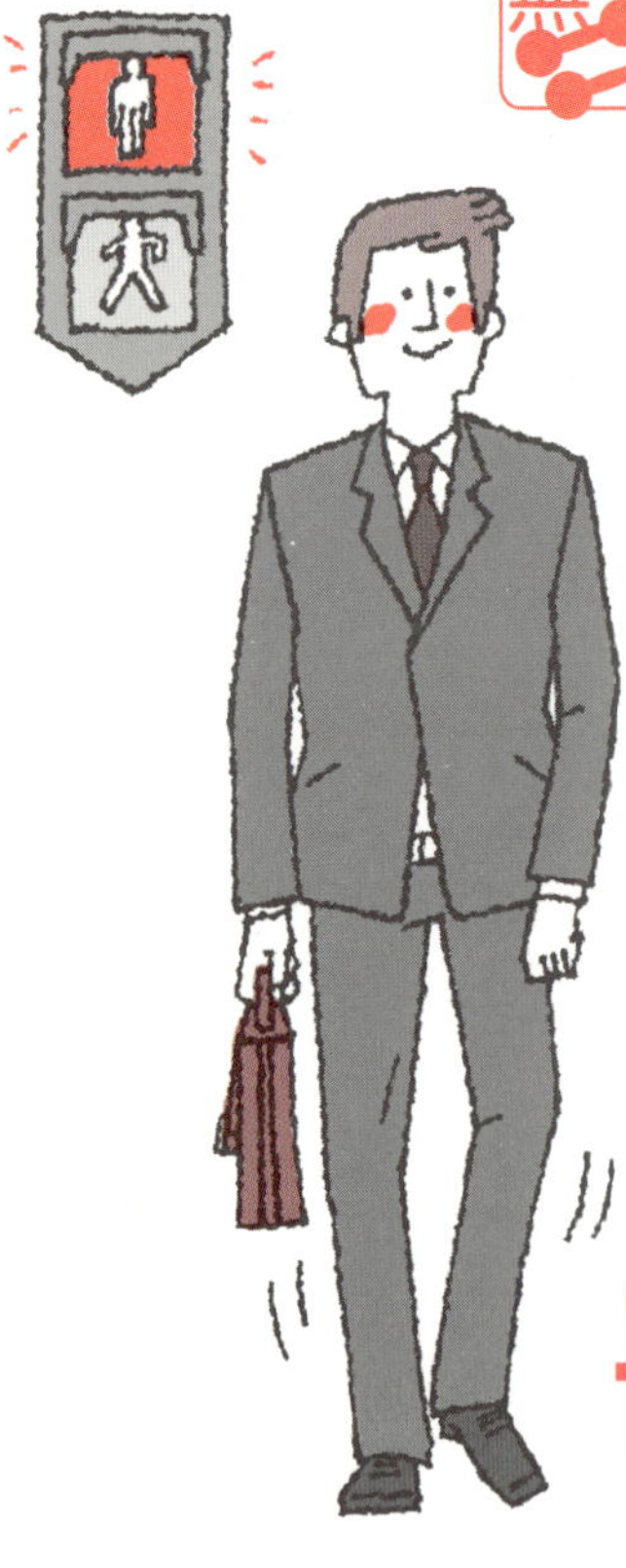

3 信号待ちでも足踏みをする

信号待ちなどの待ち時間に足踏みをする。血行が良くなり、脂肪が燃焼されやすくなる。ひざを高く上げると、太ももの筋肉アップ効果にもつながる。

4 家事でからだを上下に動かし、スクワット

無

スクワットで、太ももの内側の筋肉アップ。両足を肩幅よりやや広めに開き、つま先を外側に向ける。太ももが床と平行の位置までしゃがみ、ゆっくり立ち上がる。5回繰り返す。

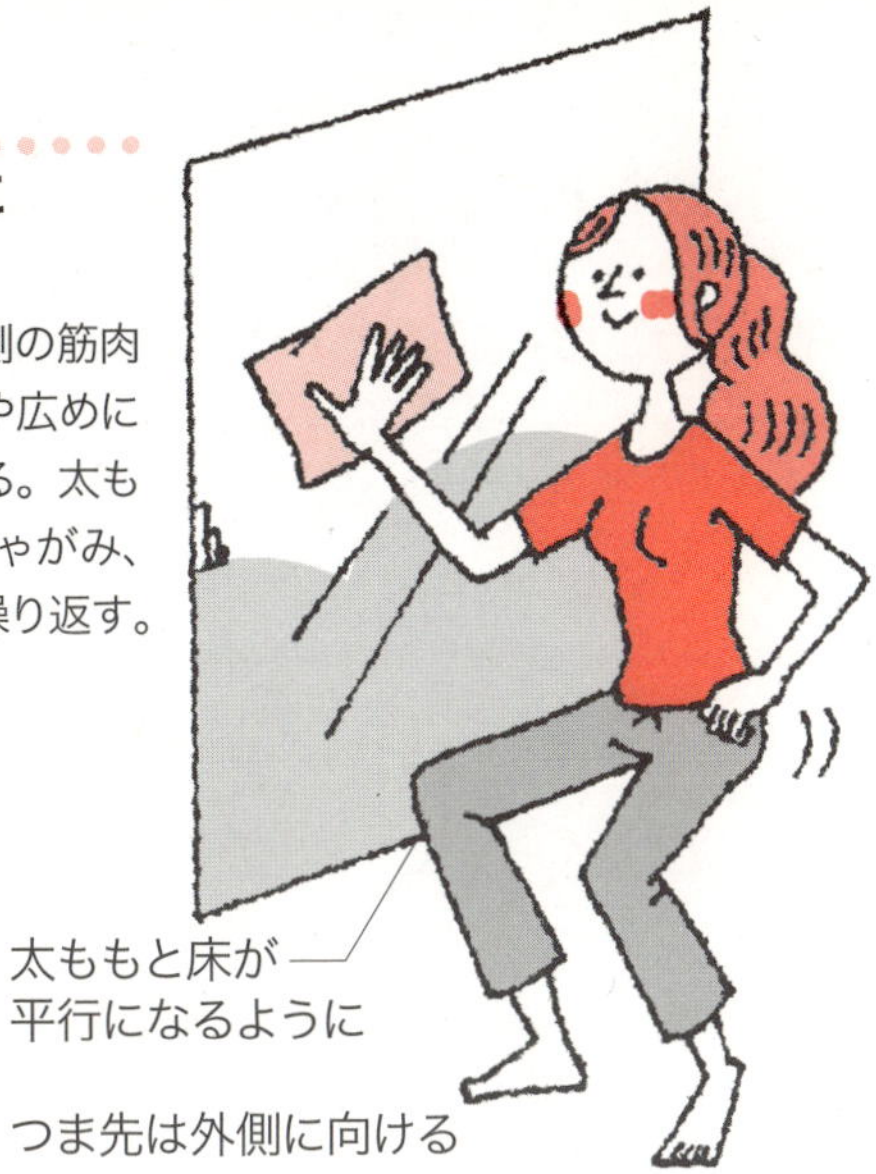
太ももと床が
平行になるように
つま先は外側に向ける

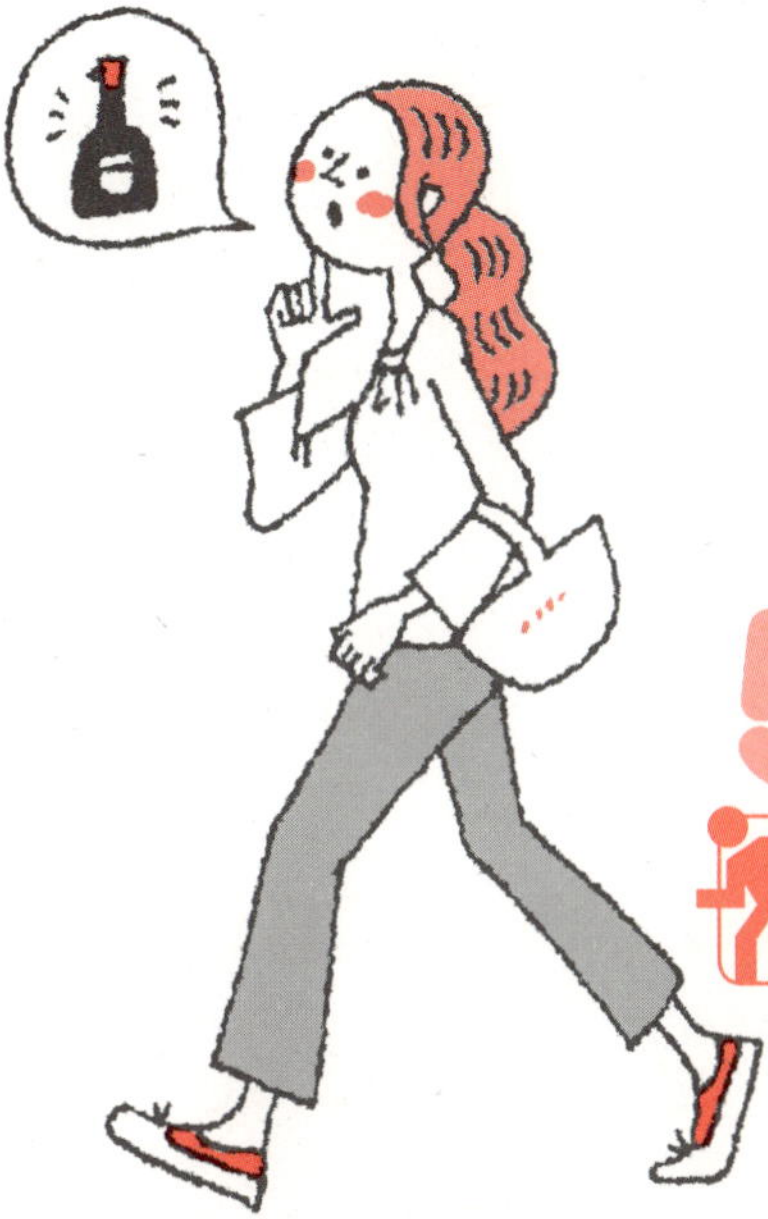

5 買いものは、徒歩で移動する

有

買いものやショッピングもウォーキングができる機会と考える。普段行くお店ではなく、一駅先のお店に行くなど工夫をし、歩数を増やす。

休日には……

6 強めの有酸素運動でレジャー&ストレス発散

有

休日は水泳やゴルフなどを楽しみながら、汗を流してエネルギーを消費。水泳は水の浮力でからだが軽くなるため肥満があっても関節に負担をかけることなく運動できる。

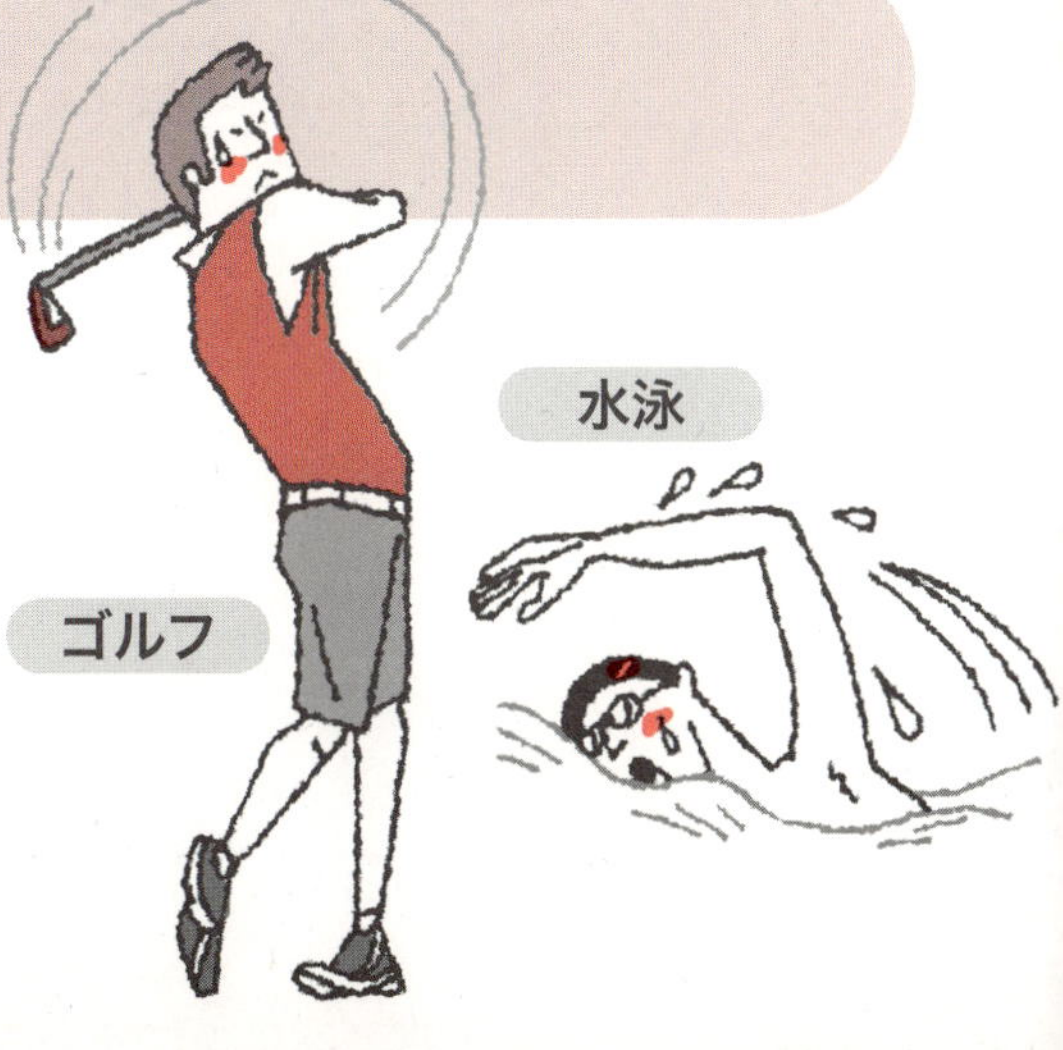
ゴルフ
水泳

運動をはじめよう！ 夜

夜は、ストレッチや軽めの筋肉トレーニングを。血行が良くなり、心地よく眠れるようになる。

1 腰をのばし、からだをほぐしてウォーミングアップ

あお向けに寝て、両ひざを立てる。片ひざを両腕で抱え、息を吐きながら胸に引きよせる。腰の筋肉がのびるのを感じ、10 ～ 20 秒間キープ。反対側も同様に。

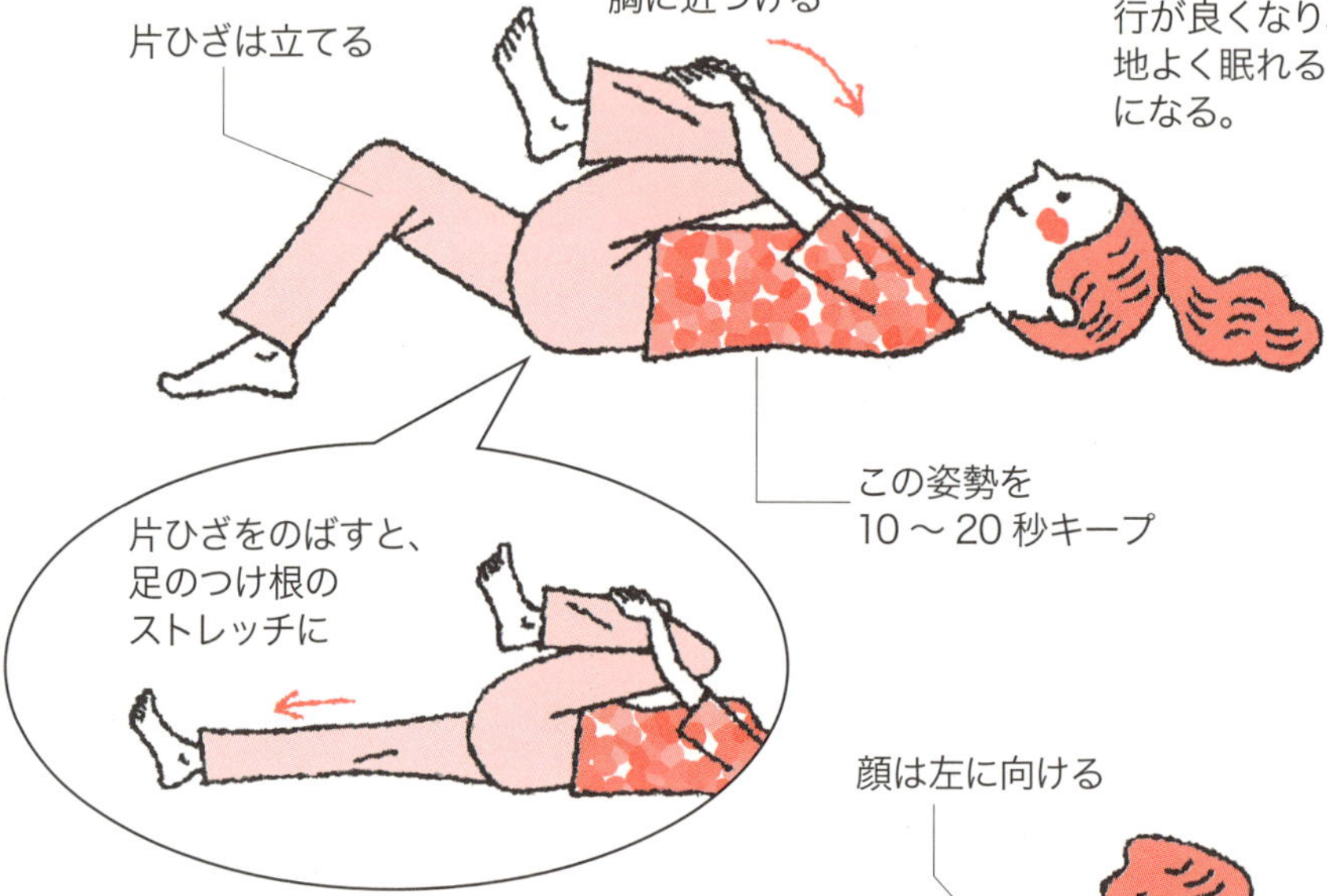
両腕でささえ太ももを
胸に近づける
片ひざは立てる
この姿勢を
10 ～ 20 秒キープ
片ひざをのばすと、
足のつけ根の
ストレッチに

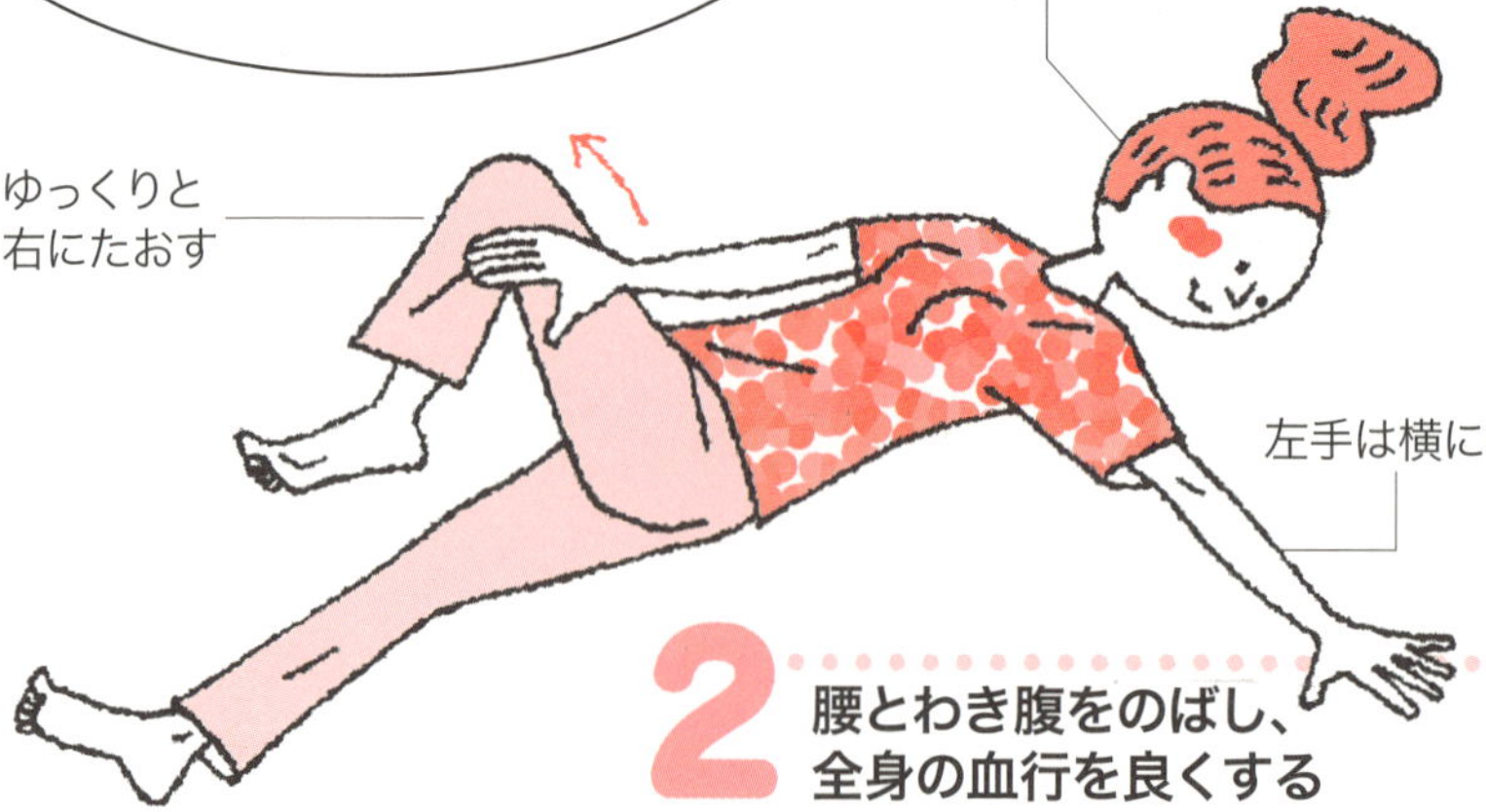
顔は左に向ける
ゆっくりと
右にたおす
左手は横にのばす

2 腰とわき腹をのばし、全身の血行を良くする

あお向けに寝て、右手で左ひざを押さえながら左脚を右側にたおす。左手は横にのばし、顔も左を向く。わき腹の筋肉がのびればOK。その姿勢を 10 ～ 20 秒保つ。反対側も同様に。

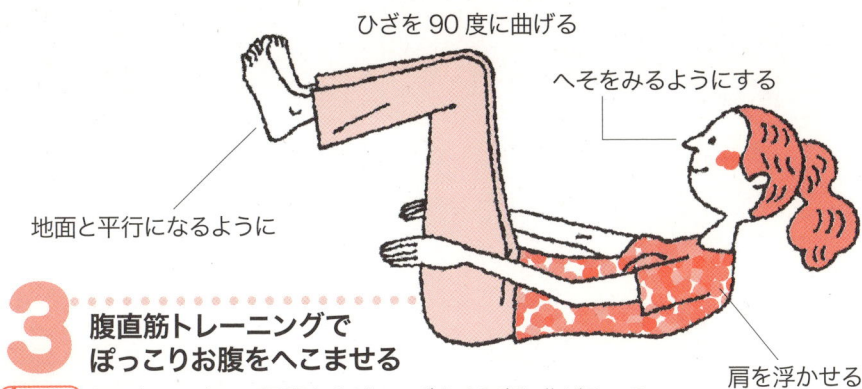

3 腹直筋トレーニングで ぽっこりお腹をへこませる

無

あお向けに寝て、両脚を上げ、ひざを 90 度に曲げる。そのままの姿勢で、肩を浮かせながらへそをのぞき込む。5 回繰り返す。腹直筋を鍛える効果がある。

4 下腹部を意識し、筋肉をつける

無

あお向けに寝て両脚を上げ、ひざを 90 度に曲げる。脚をゆっくり下げていき、お腹の筋肉がプルプルする位置で止めて、その姿勢を 10 〜 20 秒キープする。5回繰り返す。

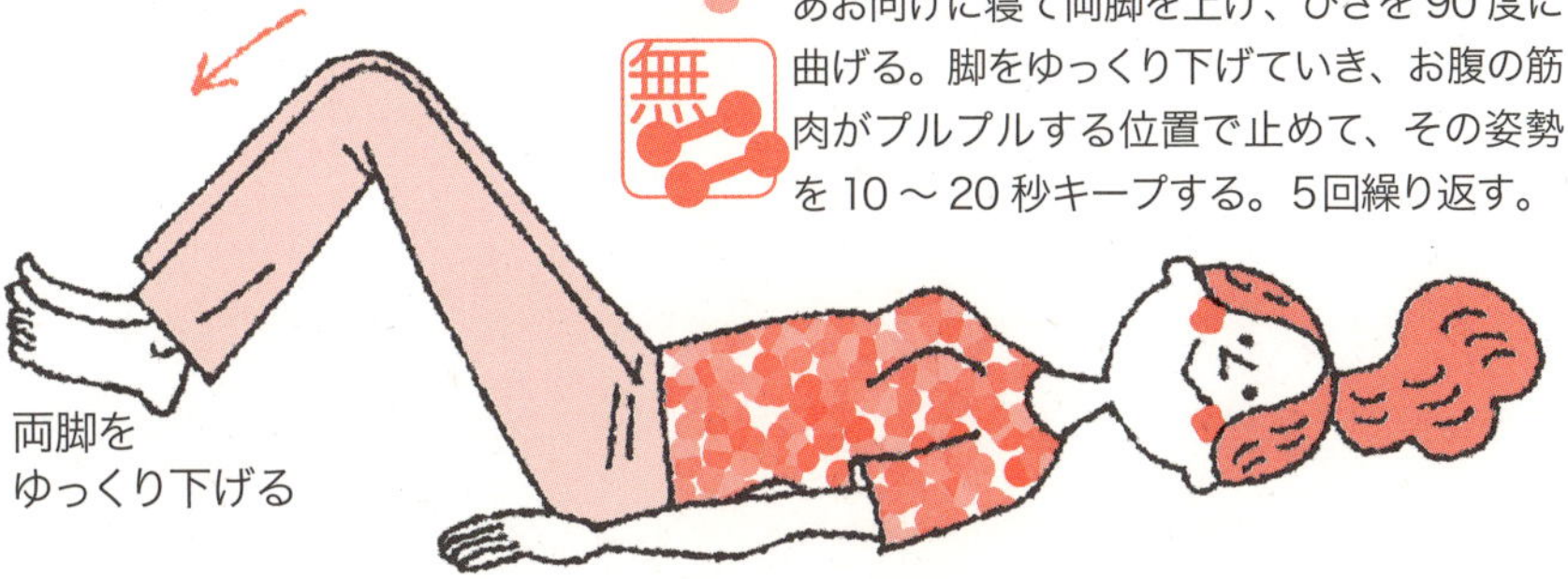

こんな変化がからだに出たら 気をつけて！

毎日少しずつ、継続して行うと効果が発揮されます。無理をすると病気やケガを招くことも。安全に行うために、体調のすぐれない日や熱があるときには運動を控えましょう。

また、運動中にからだに痛みを感じたり、心拍数が上がりすぎているときには（目安は普段の心拍数より 20 拍／分以上高い場合）、運動を中止して休んでください。

ストレス解消

不眠はイライラのサイン。安眠を心がけ、ストレスを解消する

中性脂肪値を下げるには、ストレス対策も欠かせません。ストレス対策の基本は睡眠。

睡眠は交感神経と副交感神経という自律神経の影響を受けています。夜は副交感神経が優位（リラックス状態）になり、朝は交感神経が優位（緊張状態）になるのです。

しかし、ストレスが強いと、夜でも交感神経が刺激され、眠れなくなってしまいます。

心身を健康に保つには、ストレスを解消し睡眠を十分にとることが大切です。

◆良い眠りがからだの基礎をつくる◆

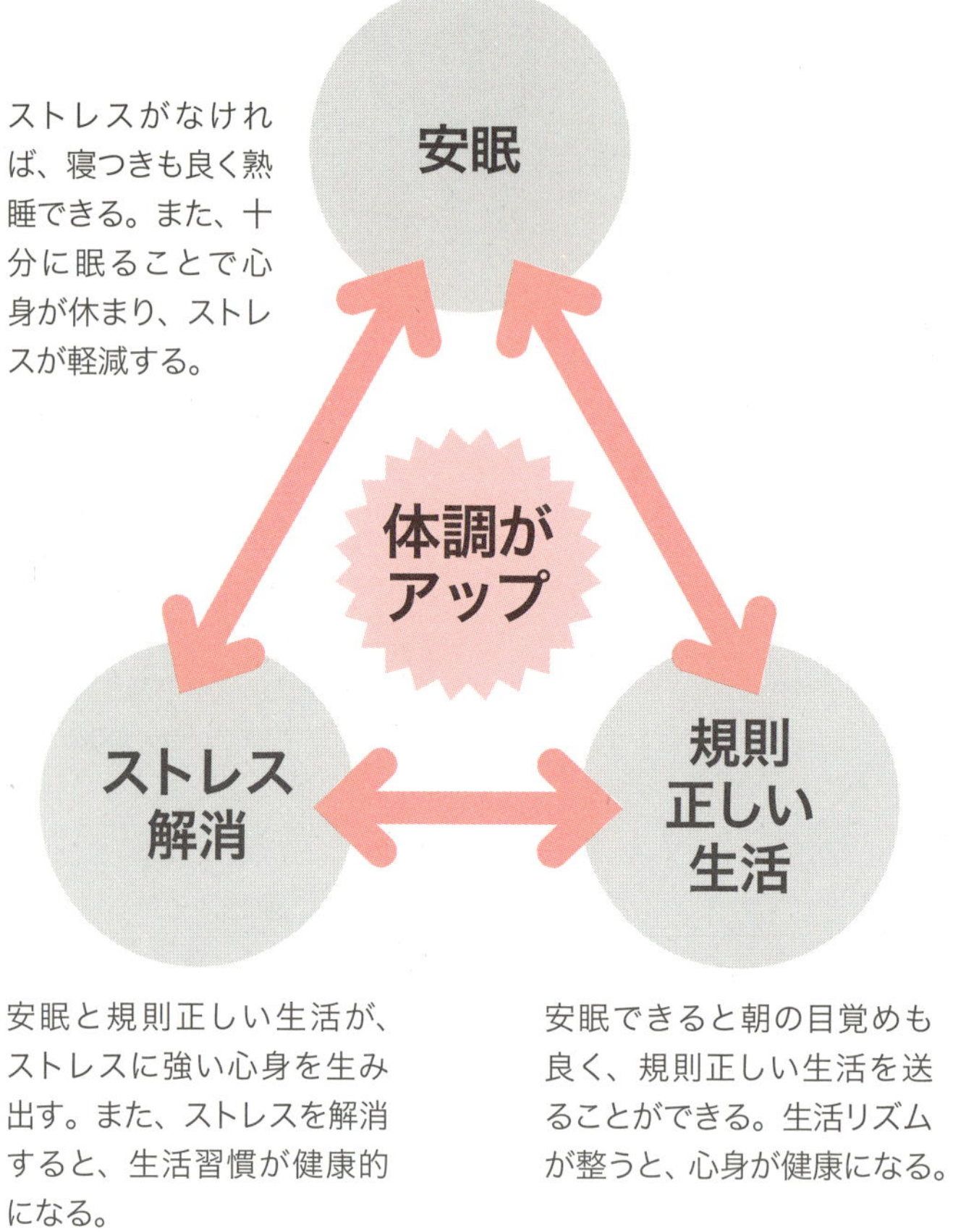
安眠
体調がアップ
ストレス解消
規則正しい生活
ストレスがなければ、寝つきも良く熟睡できる。また、十分に眠ることで心身が休まり、ストレスが軽減する。
安眠と規則正しい生活が、ストレスに強い心身を生み出す。また、ストレスを解消すると、生活習慣が健康的になる。
安眠できると朝の目覚めも良く、規則正しい生活を送ることができる。生活リズムが整うと、心身が健康になる。

◆あなたの寝室は大丈夫？　NGポイントをチェック！◆

眠れないのは、ストレスのせいだけではない。寝る前の飲酒や喫煙、神経が高ぶるような行動、寝心地の悪い寝具、落ちつかない環境なども眠りを妨げる原因に。

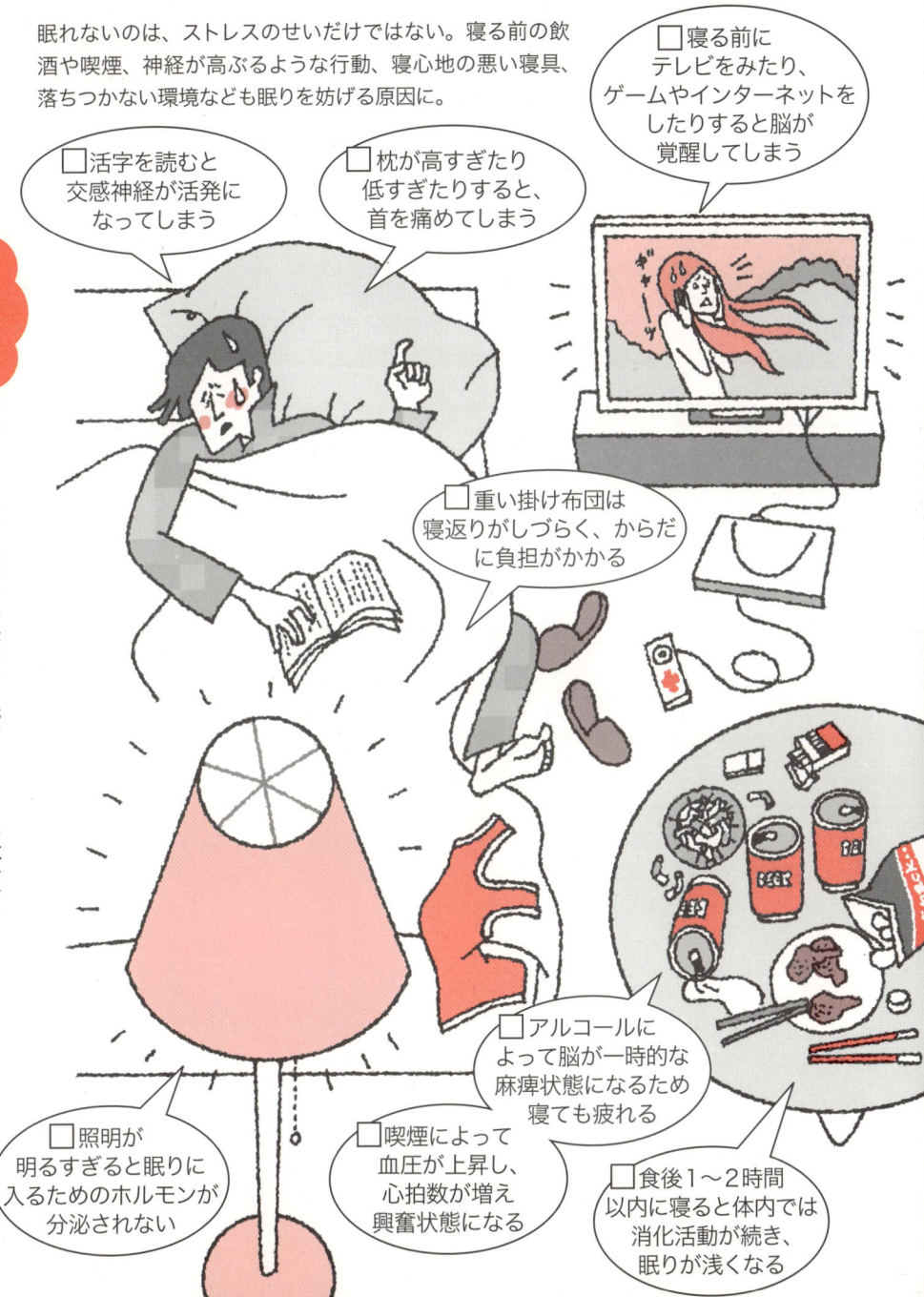

□寝る前にテレビをみたり、ゲームやインターネットをしたりすると脳が覚醒してしまう
□活字を読むと交感神経が活発になってしまう
□枕が高すぎたり低すぎたりすると、首を痛めてしまう
□重い掛け布団は寝返りがしづらく、からだに負担がかかる
□アルコールによって脳が一時的な麻痺状態になるため寝ても疲れる
□照明が明るすぎると眠りに入るためのホルモンが分泌されない
□喫煙によって血圧が上昇し、心拍数が増え興奮状態になる
□食後1～2時間以内に寝ると体内では消化活動が続き、眠りが浅くなる

ストレス解消

半身浴でリラックス状態に。気分転換に香りをつける

◆半身浴を 20〜40分すると効果的◆

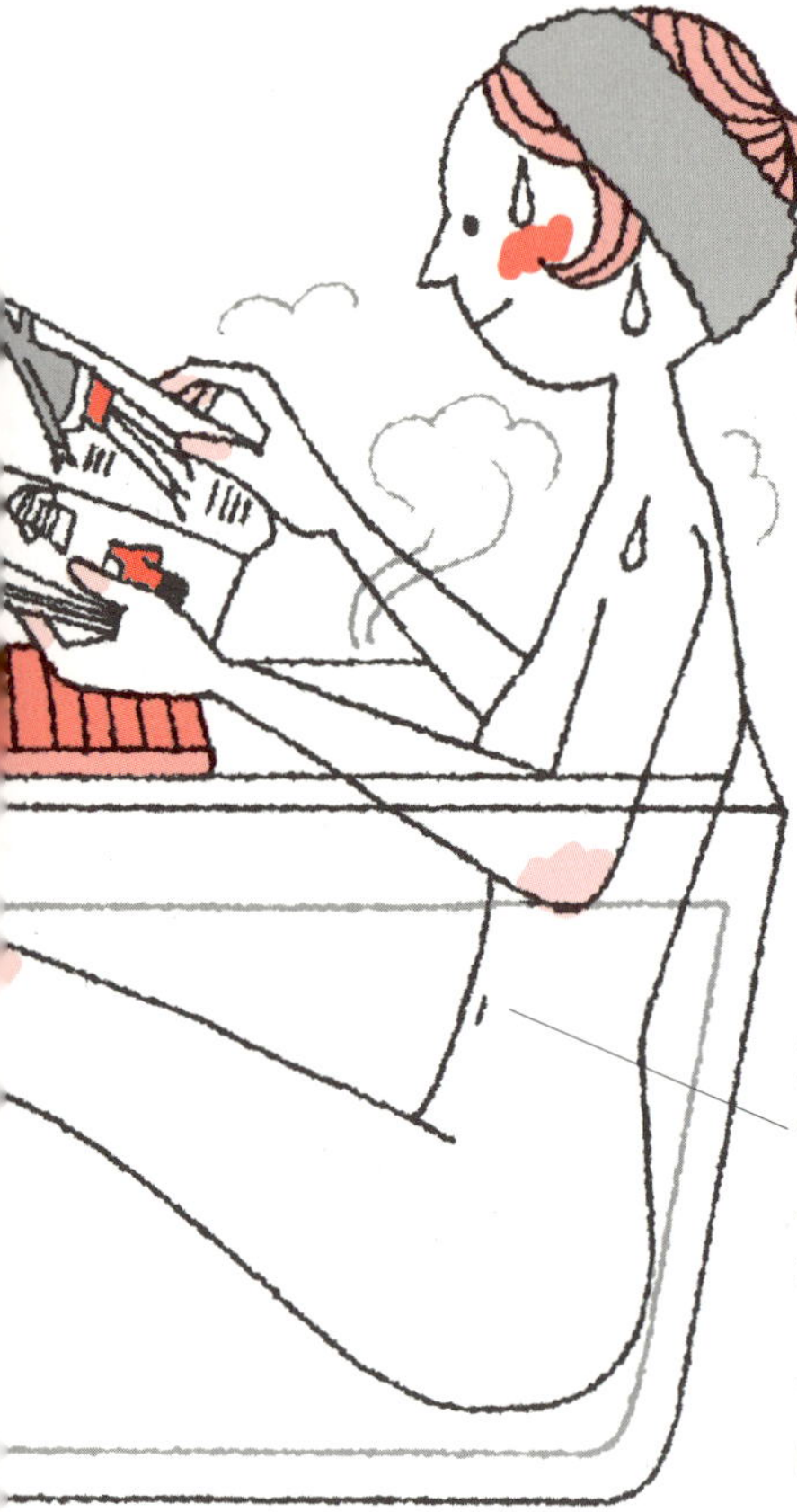

半身浴で 20 〜 40 分くらい温まると、心身ともにリラックスでき、血のめぐりが良くなる。冷えや不眠の改善にも効果的。

湯はへその位置からこぶし1つ分上のところまで

お湯の量は、へその位置からこぶし1つ分上くらいまで。肩が冷えて寒いときには、肩にタオルをかける。

忙しいからと毎日シャワーで済ませる人も多いのではないでしょうか。ストレス解消のためにはお風呂でからだを温めることをおすすめします。

週末など時間があるときには、半身浴をしてみましょう。

副交感神経が優位になりリラックス状態になる

半身浴のポイントは、38〜40度くらいのぬるめのお湯に20分以上つかること。副交感神経が優位になり、リラックスできます。また、ゆっくり

と時間をかけて温まることで血管が開きます。すると、血行が良くなり、「冷え」が改善され基礎代謝が上がります。

寝る前に半身浴をすると、心地良い眠りにつくことができます。不眠の人や生活リズムを整えたい人はぜひ試してみてください。

反対に、40度以上の熱いお湯は交感神経を刺激し、眠気を覚ましてしまいます。

ラジオや音楽を流しリラックス

半身浴だけでもリラックスできるが、ラジオや好きな音楽を聴きながら入るとリラックス効果大。

入浴中に水分を補給

水やお茶などエネルギーの少ない飲みものを用意。入浴中に水分補給すると、発汗作用が高まる。

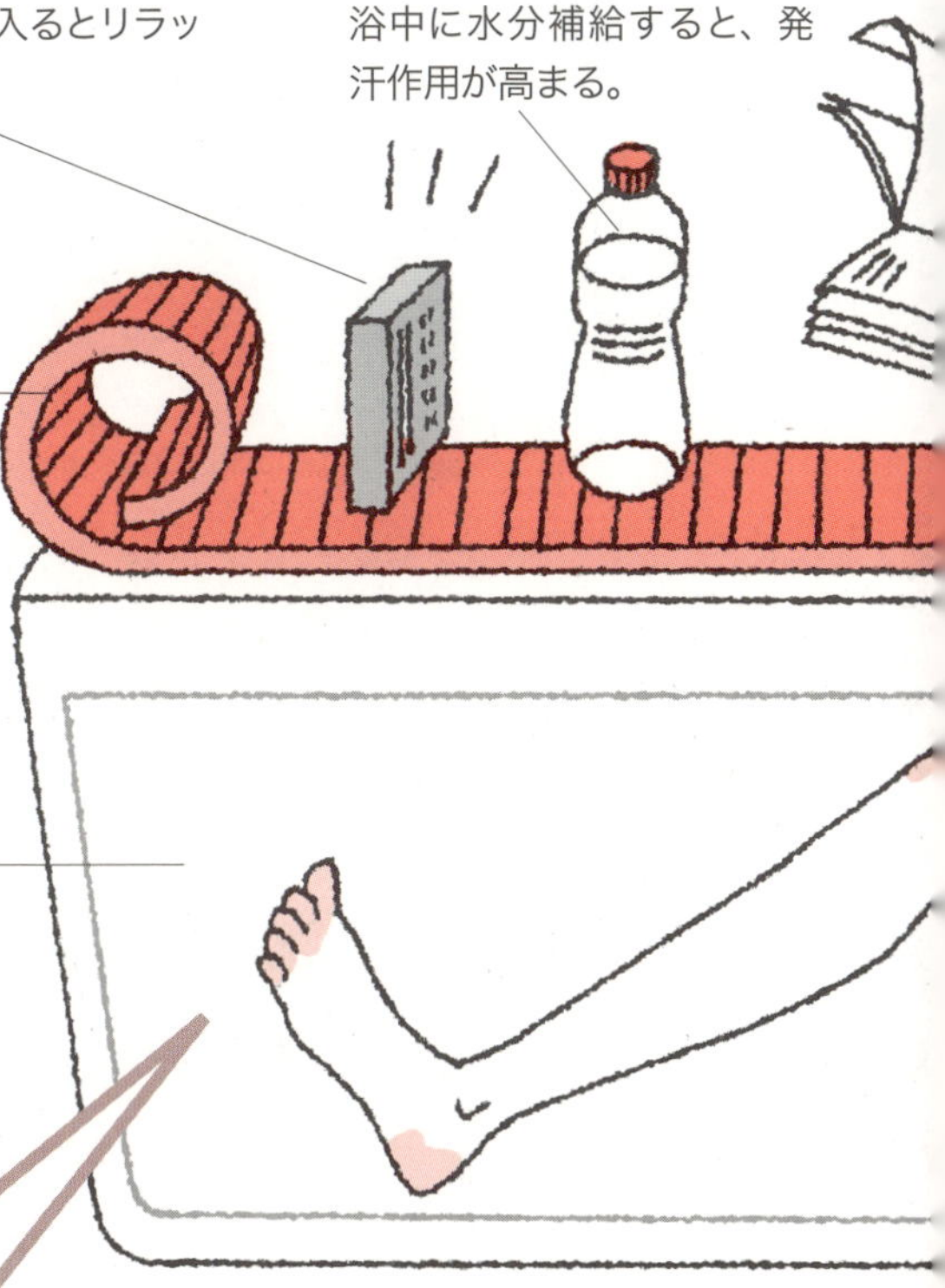

ふたをすることで蒸し風呂効果が

湯船にふたをして入ると、蒸し風呂効果で新陳代謝がアップする。お湯が冷めるのを防ぐ効果も。

38～40度くらいのぬるま湯

お湯の温度は、ややぬるめの38～40度が適温。副交感神経を活発にし、リラックスした状態をもたらす。

湯船に香りや色をつけるとリラックス効果をもたらす

入浴剤やアロマオイル、バスソルトなどを入れて楽しむのも良いでしょう。いつもと違う心地良い香りやお湯の色に気分がほぐれ、リラックス。色や香りはないが、天然塩を入れると保温効果がアップ。

ストレス解消

大声を出すことでストレス解消。腹式呼吸で脂肪も燃焼する

◆カラオケでダイエット◆

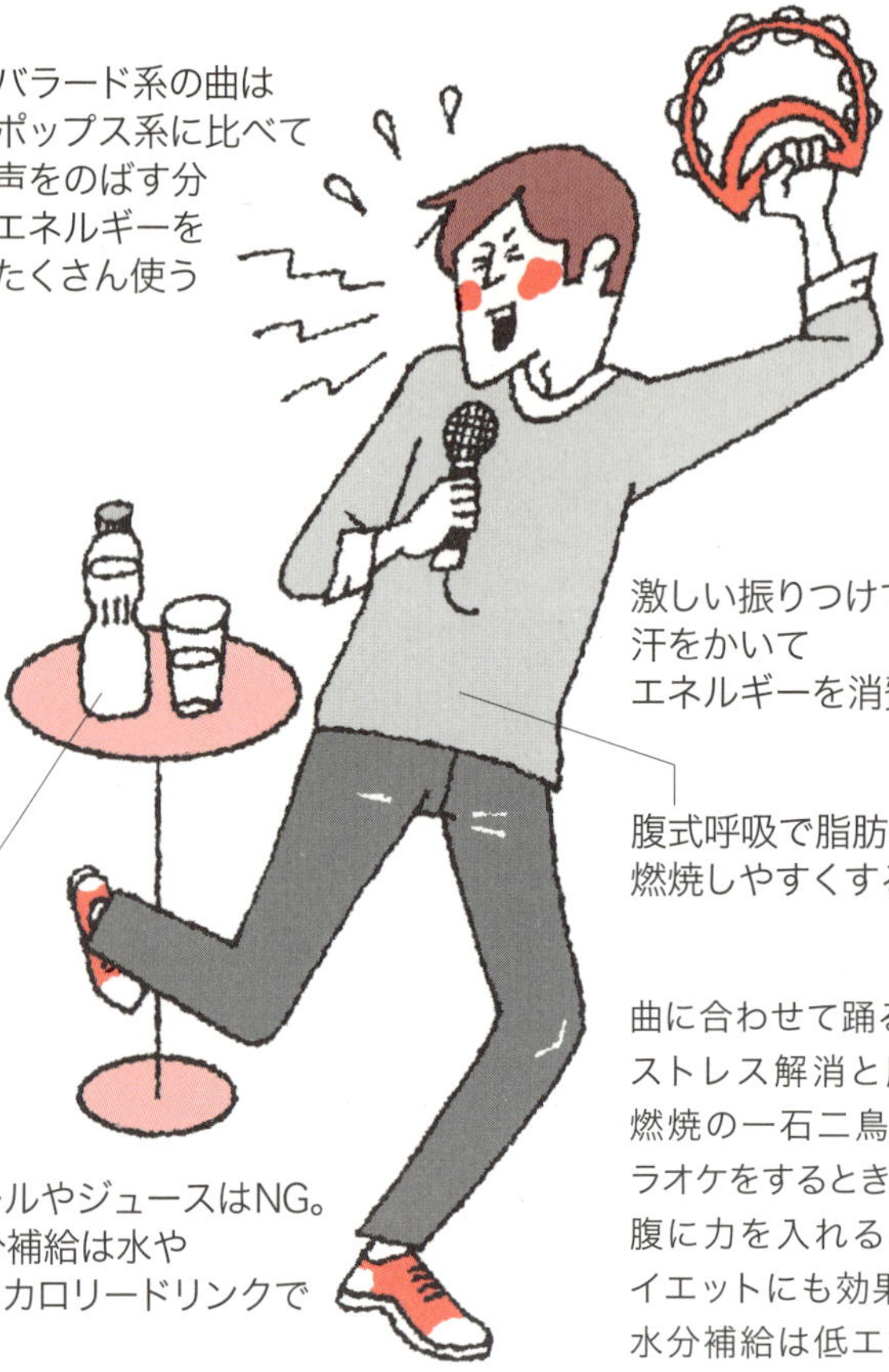
バラード系の曲はポップス系に比べて声をのばす分エネルギーをたくさん使う
激しい振りつけで汗をかいてエネルギーを消費
腹式呼吸で脂肪を燃焼しやすくする
ビールやジュースはNG。水分補給は水やノンカロリードリンクで

曲に合わせて踊ると、ストレス解消と脂肪燃焼の一石二鳥。カラオケをするときにお腹に力を入れるとダイエットにも効果的。水分補給は低エネルギーのものに。

カラオケは、大声を張り上げて歌うことで、ストレスを発散できます。お腹から声を出すことで自然と腹式呼吸になり、脂肪が燃焼しやすくなります。

腹式呼吸を寝る前に行うと、神経が落ち着きストレス解消にもなります。

コツは常に長めに息を吐くように意識すること。吐くときはお腹を極限までへこませて。その反動で吸うときに酸素が全身に行きわたって脂肪代謝がアップします。

◆からだの横のラインの「腹横《ふくおう》筋」を動かすのがコツ◆

腹式呼吸を身につけると、脂肪が燃焼しやすい〝やせ体質〟に。
腹式呼吸は、肋骨下からお腹全体を覆っている筋肉の1つ、
腹横筋が鍛えられるため、ぽっこりお腹も引き締まる。

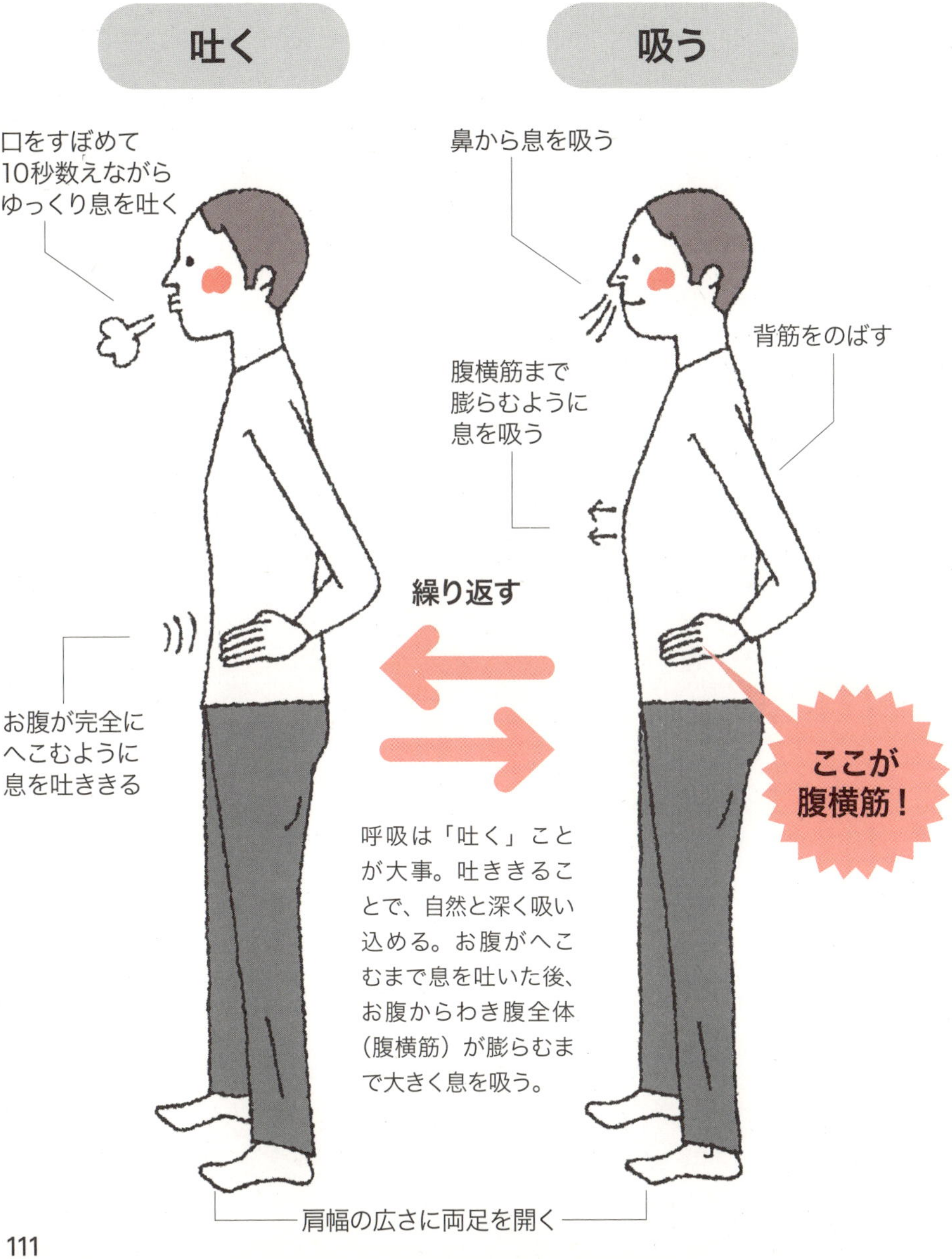

吐く
吸う
口をすぼめて
10秒数えながら
ゆっくり息を吐く
鼻から息を吸う
背筋をのばす
腹横筋まで
膨らむように
息を吸う
繰り返す
お腹が完全に
へこむように
息を吐ききる
ここが
腹横筋！
呼吸は「吐く」ことが大事。吐ききることで、自然と深く吸い込める。お腹がへこむまで息を吐いた後、お腹からわき腹全体（腹横筋）が膨らむまで大きく息を吸う。
肩幅の広さに両足を開く

禁煙

〝メタボ〟気味の人は禁煙で動脈硬化を防ぐ

最近、喫煙が中性脂肪値に直接影響を与えると言われています。喫煙は自分自身だけでなく周囲の人のからだにも悪影響を及ぼすため、愛煙家の人は、禁煙にとりくんで。

たばこがやめられない最大の原因は、ニコチン依存。自分がどの程度ニコチン依存に陥っているか上の表でチェックして。依存度が低い人、普通の人は、自力で禁煙できます。依存度が高い人は、自力では難しいので、禁煙外来（P114参照）を受診してみて。

◆ニコチン依存度によって禁煙法を選ぶ◆

質問	0点	1点	2点	3点
①朝、目が覚めてから何分くらいで最初のたばこを吸いますか？	1時間以降	31～60分	6～30分	5分以内
②禁煙の場所でたばこを我慢するのが難しいですか？	いいえ	はい		
③あなたは1日のなかでどの時間帯のたばこをやめるのに最も未練がありますか？	右記以外	朝目覚めの1本		
④1日に何本吸いますか？	10本以下	11～20本	21～30本	31本以上
⑤目覚めて2～3時間以内のほうが、その後の時間帯よりも頻繁に吸いますか？	いいえ	はい		
⑥病気でほとんど寝ているときでもたばこを吸いますか？	いいえ	はい		

（FTND, Heatherton, 1991　より）

質問①～⑥について、自分に当てはまる答えを選び、合計点数を出す。合計点数が多いほどニコチン依存度は高め。

0～2点
依存度低い

3～6点
依存度普通

↓

「禁煙のノウハウ」を学び、自分で禁煙を実践してみる

▶左のページ

7～10点
依存度高い

↓

「禁煙外来」を受け、医師のサポートが必要

▶P 114

◆セルフモニタリングで自分の喫煙行動を知る◆

初期
（1か月前〜）

禁煙ノートをつける

喫煙、禁煙での自分の行動パターンを自覚する。

はじめる前
自分の喫煙パターンを理解する
（いつどこで吸ったか、どんな気持ちだったか、など記入）

禁煙中
喫煙パターンの対策案を実行する
（いつどこで我慢できたか、どんな気持ちだったか、など記入）

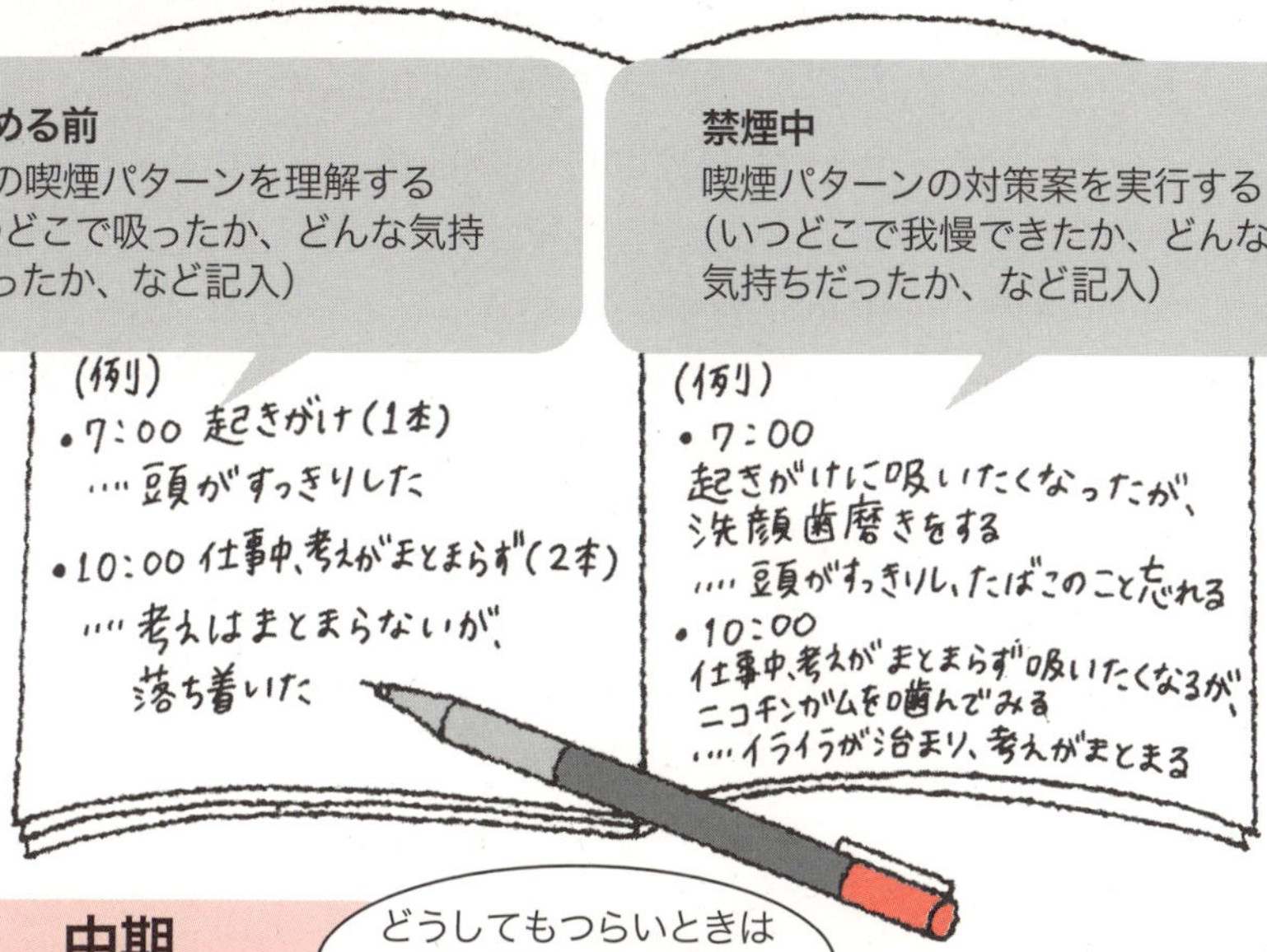
(例)
・7:00 起きがけ(1本)
……頭がすっきりした
・10:00 仕事中、考えがまとまらず(2本)
……考えはまとまらないが、
落ち着いた
(例)
・7:00
起きがけに吸いたくなったが、
洗顔歯磨きをする
……頭がすっきりし、たばこのこと忘れる
・10:00
仕事中、考えがまとまらず吸いたくなるが、
ニコチンガムを噛んでみる
……イライラが治まり、考えがまとまる

中期
（2日目〜2か月ぐらい）

どうしてもつらいときは
「禁煙外来」も考えて
P114

**吸いたくなったら
ニコチンガムを噛む**

たばこのかわりとしてニコチンガムを噛む。口腔粘膜からニコチンが吸収される。

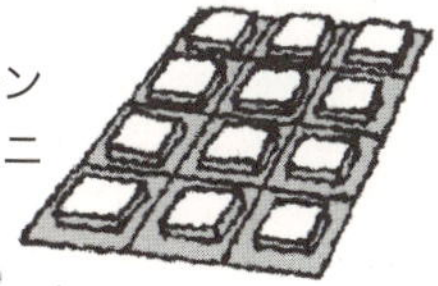

吸いたくなる場所を避ける

喫煙できる居酒屋やバー、愛煙家が集まる場所など、吸いたくなりそうな場所には近よらない。

後期
（2か月〜3か月ぐらい）

**成功したら自分をほめ、
他人からもほめてもらう**

禁煙できたら自分にごほうびを与えたり、家族や周囲の人にほめてもらう。達成感が快感になり、長続きしやすい。

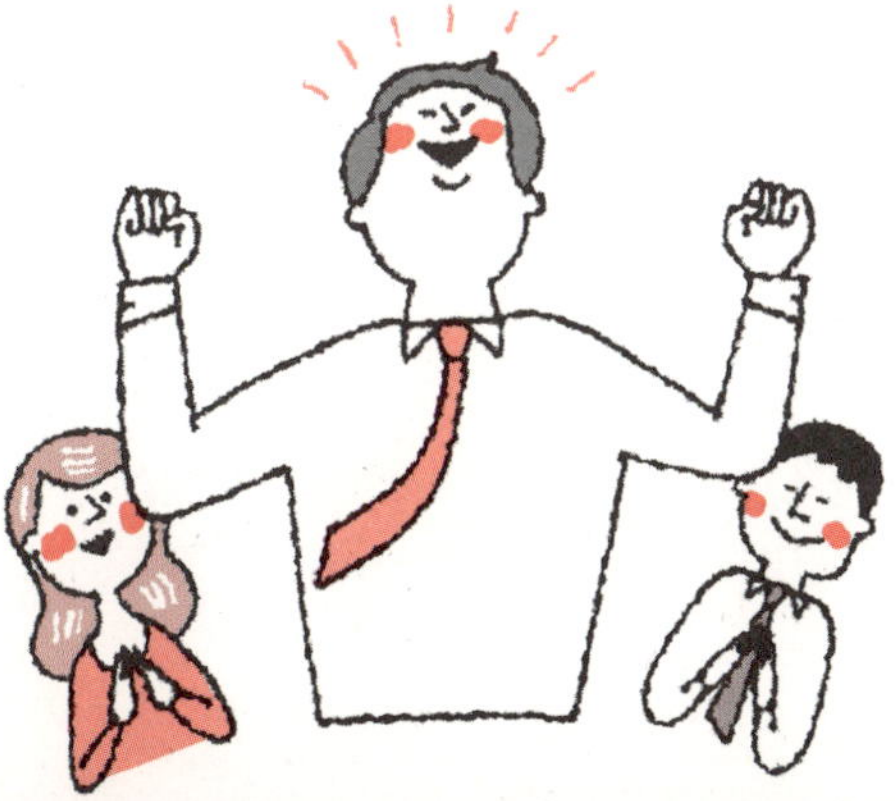

Column

「禁煙外来」では自分に合った禁煙方法を医師が教えてくれる

禁煙外来では、12週間に5回の診察が行われます。毎回、息に含まれる一酸化炭素を測定したうえで、補助薬が処方されます。定期的に医師のサポートを受けられるため、意志の弱い人向き。

一酸化炭素濃度を測定し、禁煙のアドバイスを受ける

初回診察	禁煙開始日を決め、宣言する	ニコチンの依存度が高いと依存症と診断され、保険が適応される。治療費の自己負担は約3割（健康保険等）。
2週間目診察	禁煙による効果が出はじめる	禁煙をはじめて約2週間後、咳やたんが減ったり、目覚めがさわやかになったりする。禁煙効果のサイン。
4週間目診察	禁煙に対して自信がつき失敗を招きやすい	禁煙に対する自信がつく時期。1本くらい吸っても大丈夫だろうという油断をする人も多いので注意。
8週間目診察	禁煙がつらくなりはじめる	2か月をすぎると、たばこを吸いたくなることが。たとえ挫折しても外来には通って。医師が禁煙をリードする。
最終診察（12週間目診察）	禁煙成功	約3か月間の喫煙を我慢できたら禁煙成功。今後禁煙を続けていくうえでの不安などを医師に相談しておく。

第6章

自力で下げられない人は 医師のサポートを受けて

食事の改善や運動、ストレス解消を行っても、
なかなか効果が見られないときは、
内科の医師を頼りましょう。
薬を使って、中性脂肪値を
コントロールすることができます。

病院でのサポート

中性脂肪値が気になる人や改善後の数値を知りたい人は病院へ

中性脂肪値が気になる人や健康診断で中性脂肪値が高いと指摘された人は、一度は病院を受診してみて。

診断後、自分で生活習慣の改善にとりくんでいる人は、2〜3か月後に再受診して検査を受けると効果が出ているかどうか確認できます。「食せいかつ日誌」（P124）を持っていくと、医師からアドバイスを得やすくなります。

診断後、生活改善で治療可能か、薬物療法を開始するかの治療方針が決定されます。

◆診察を受けるとき行くべき病院◆

1 かかりつけ医のいるクリニック

かかりつけ医がいる人はそこで診察を受ける。かかりつけ医なら患者さんのこれまでの病歴やライフスタイルを知っており、生活改善のアドバイスも的確。

↓

2 人間ドックを行う内科のある病院

かかりつけ医がいなければ、人間ドックを実施している内科へ。病気を予防するという目的でのアドバイス、治療を行ってくれる。

↓

3 内科のある病院

かかりつけ医がいない、近くに人間ドックを行う内科がない、人間ドックを受ける時間がないという人は、内科のある病院を受診して検査を受ける。

◆診察では数値と病気のリスクを調べる◆

A
改善後の数値を知りたい人

B
はじめて診察を受ける人

診察前　**診察の12時間前から絶食をする**

中性脂肪値は食事によって大きく変動するため（P54参照）、血液検査を受ける12時間前から食事はしない。水は飲んでも良い。

診察開始　**食事歴・運動歴などを問診され、血液検査で数値を測定**

問診では日頃の食事、運動習慣、体調、初診なら過去の病気などについて質問される。当日、場合によっては別の日に血液検査を行い、中性脂肪値などを調べる。

診察

数値が下がっている場合はそのまま自己改善を進める
中性脂肪値が下がっている場合は、生活改善がうまくいっている証拠。そのまま継続して行う。

数値が下がらない場合は精密検査を受ける
中性脂肪値が下がっていない場合、自己改善では下げられない原因も考えられるため、精密検査を行う。

自己改善の方法を教わり、2〜3か月実行してみる
（第4、5章参照）

2〜3か月後再度診察

診察後　**自己改善で数値が下がらない場合は「薬物療法」開始**

生活改善を数か月続けても中性脂肪値が思うように下がらない場合には、中性脂肪値を下げる薬を併用する。

※心疾患、糖尿病を患ったことのある人や
遺伝因子を持っている人の場合は、はやめの薬物療法が必要

薬物療法

薬物療法では脂質異常を改善する薬を処方される

中性脂肪値を下げるためにもっとも使用される薬は、フィブラート系薬剤です。肝臓での中性脂肪の合成をおさえ、ＨＤＬコレステロールを増やす働きがあります。

また、コレステロール値を下げる薬のなかに中性脂肪値を下げる効果が高いものもあります。脂質異常症の第一選択薬であるスタチン系薬剤などが頻繁に使用されます。

薬物療法を開始したら、定期的に受診し、数値が下がっているかどうか、副作用が出

◆処方される代表的な薬の効果と副作用を知る◆

高LDLコレステロール血症の場合

スタチン系薬剤

効果　肝臓でのコレステロールの合成をおさえて、LDLコレステロール値を下げる。心筋梗塞《こうそく》や狭心症などの動脈硬化疾患を患ったことがある人の再発予防に有効。

注意点　肝障害、横紋筋《おうもんきん》融解症（筋肉の細胞が壊死する）などの副作用が出ることがある。

エゼチミブ

効果　小腸でのコレステロールの吸収をおさえる作用がある。スタチン系薬剤と併用すると、さらに高い効果を期待できる。

注意点　便秘や腹痛、下痢などの消化器の症状や、横紋筋融解症などの副作用が出る。

高トリグリセライド血症の場合

フィブラート系薬剤

効果　肝臓での中性脂肪の合成をおさえる。とくに中性脂肪値の高い人に効果がある。HDLコレステロール値を上げる作用もある。

注意点　腹痛や下痢などの消化器に症状が出ることがある。

ニコチン酸誘導体

効果　中性脂肪値を下げる働きがある。肝臓でのコレステロールの合成をおさえる。またコレステロールの排出を促進する作用がある。

注意点　顔の紅潮、ほてり、かゆみなど。糖尿病の人は、医師と相談。

妊婦や授乳中の女性に対して禁止されている薬は多い

中性脂肪値やコレステロール値を下げる薬の多くは、妊娠中の服薬が禁忌となっています。服薬中に妊娠がわかったときはすぐに医師に伝えて。

EPA

効果　中性脂肪値を下げるほか、動脈硬化の進行をおさえる効果も期待できる。

注意点　食後すぐに服用すると吸収が良い。出血性の病気がある場合は医師と相談。

ていないかどうかをチェックします。効果が出ていない場合は、薬をかえたり、他の薬と併用することもあります。

薬物療法をはじめても生活改善は続ける

大切なことは、薬を飲みはじめたからといって食事の改善と運動をやめないことです。生活改善ができていてこそ、薬の効果が発揮されます。

Column
薬で肥満の改善まではカバーしにくい

薬で中性脂肪値を下げることはできても、肥満を改善することはできません。しかし、減量し、適正体重に戻すと他の病気を防ぐことができます。

薬物療法とともに、生活習慣の改善を。

振りかえる

生活改善に「食せいかつ日誌」を活用し、P122の表に体重を記入する。1週間、1か月ごとコピーして使う。

体重記録
P122～123
（記入例）

①スタートの空欄に現在の体重を記入。上の枠には1kgずつ加算した数値を、下の枠には減算した数値を記入。

②年月を記入。

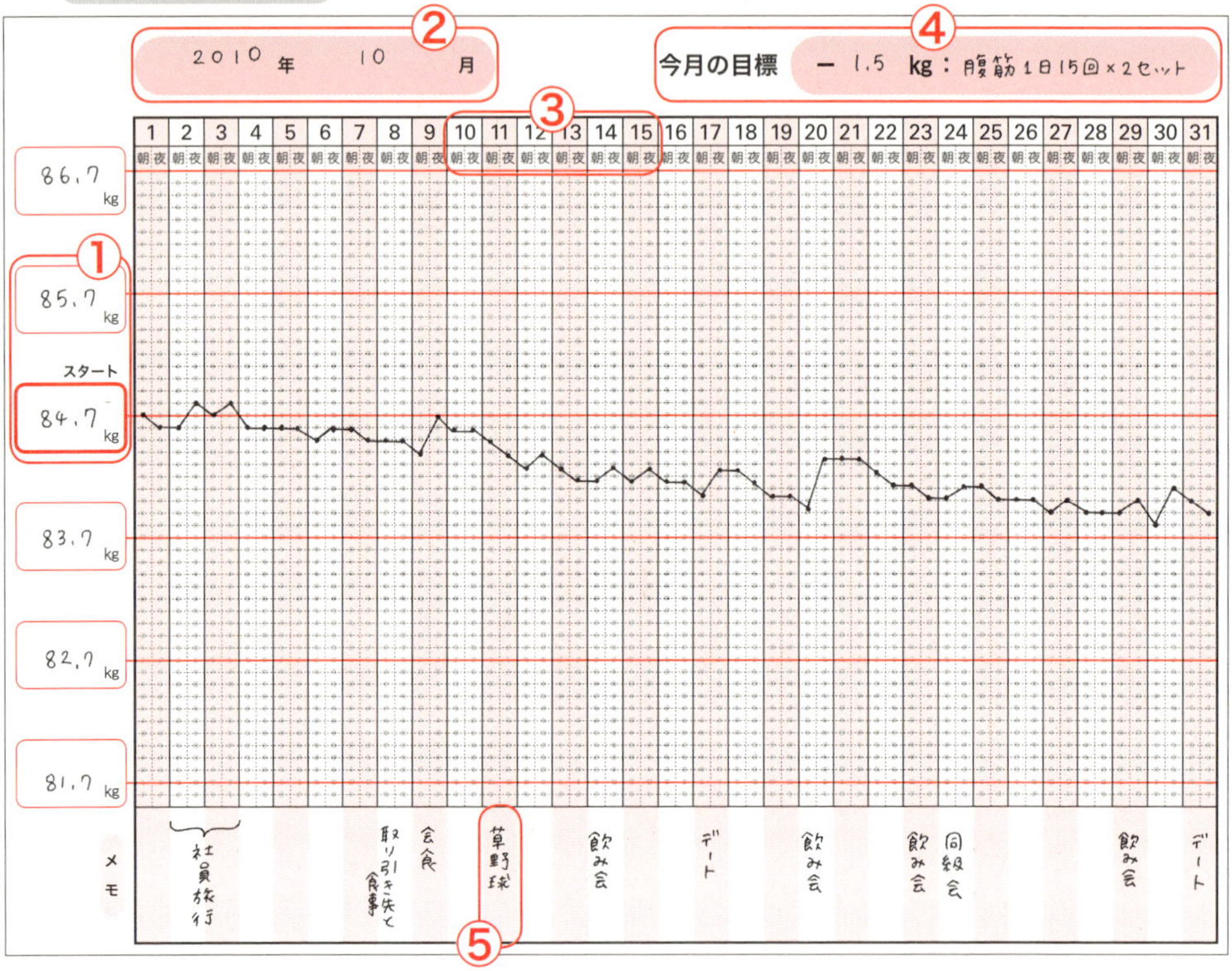

②
2010 年 10 月
④
今月の目標
－1.5 kg：腹筋1日15回×2セット
③
1 2 3 4 5 6 7 8 9 10 11 12 13 14 15 16 17 18 19 20 21 22 23 24 25 26 27 28 29 30 31
朝 夜
①
86.7 kg
85.7 kg
スタート
84.7 kg
83.7 kg
82.7 kg
81.7 kg
メモ
社員旅行
取り引き先と食事
会食
草野球
飲み会
デート
飲み会
飲み会
同級会
飲み会
デート
⑤

③数値は日にちをあらわす。朝と夜の体重をそれぞれの縦軸に記入。

④目標減量体重と、意気込みを記入。

⑤フリースペース。行事などを記入。

食生活は長年の習慣ですから、かえるには決意と努力が必要です。無意識にお菓子をつまんでいることがありませんか。「食せいかつ日誌」（P124）をつければ、日々の生活を振りかえることができ、体重の変化を確認することができます（P122）。

食事の記録とともに、運動記録をつけると継続する意欲がわいてきます。

明日からぜひ記録してみて。

「食せいかつ日誌」をつけ、生活を

食せいかつ日誌
P124 ～ 125
（記入例）

⑥現在の体重と目標体重（P98 参照）を記入。

⑦適正摂取エネルギー（P59 参照）と目標消費エネルギー（P99 参照）を記入。1日でこの数値内で摂取、または消費する。

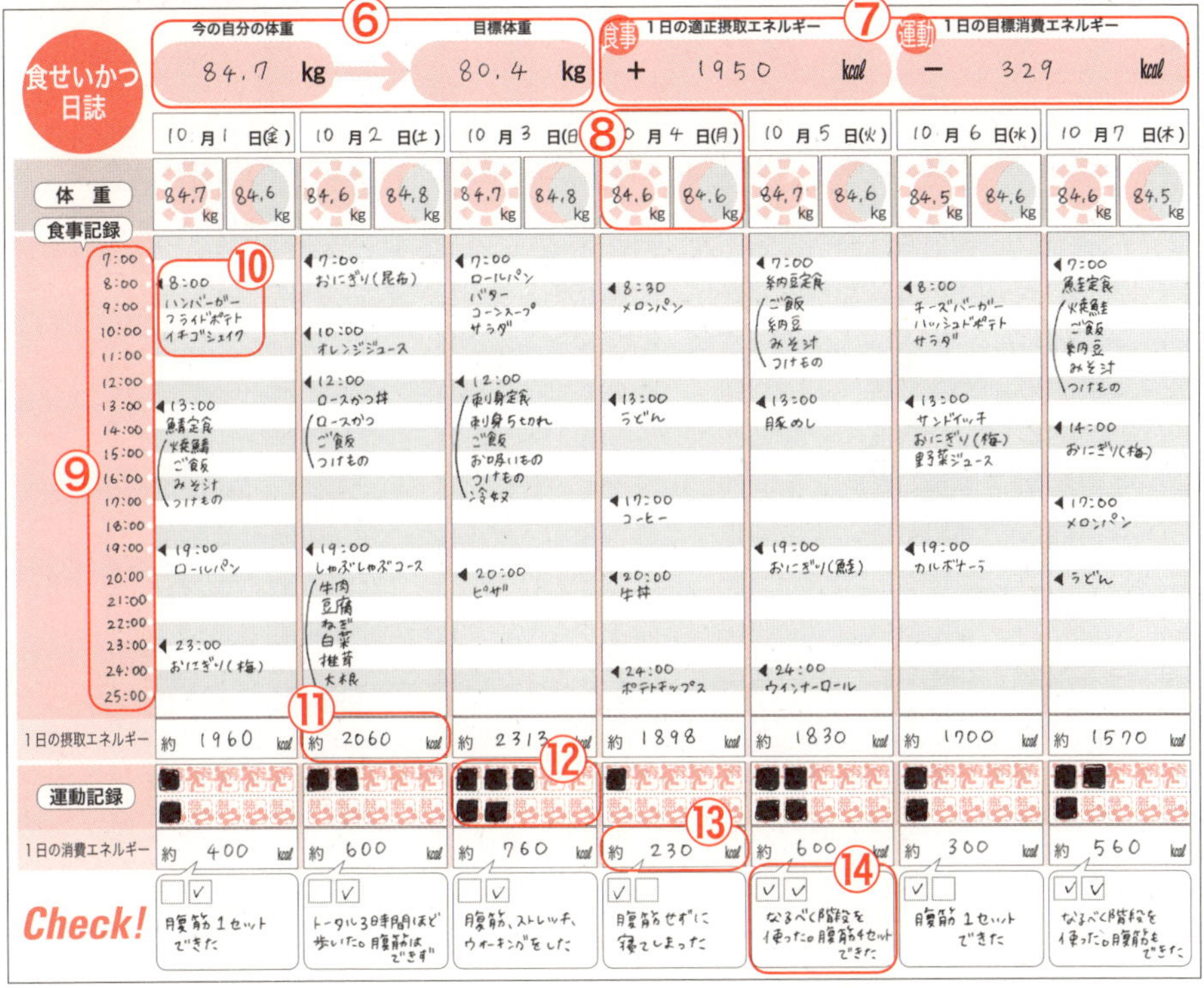

食せいかつ日誌

⑥ 今の自分の体重 84.7 kg → 目標体重 80.4 kg

⑦ 食事 1日の適正摂取エネルギー ＋ 1950 kcal　運動 1日の目標消費エネルギー － 329 kcal

	10月1日(金)	10月2日(土)	10月3日(日)	⑧ 月4日(月)	10月5日(火)	10月6日(水)	10月7日(木)
体重（朝）	84.7 kg	84.6 kg	84.7 kg	84.6 kg	84.7 kg	84.5 kg	84.6 kg
体重（夜）	84.6 kg	84.8 kg	84.8 kg	84.6 kg	84.6 kg	84.6 kg	84.5 kg
食事記録 ⑨（7:00～25:00）	⑩ 8:00 ハンバーガー フライドポテト イチゴシェイク 13:00 鯖定食（焼鯖 ご飯 みそ汁 つけもの） 19:00 ロールパン 23:00 おにぎり（梅）	7:00 おにぎり（昆布） 10:00 オレンジジュース 12:00 ロースかつ丼（ロースかつ ご飯 つけもの） 19:00 しゃぶしゃぶコース（牛肉 豆腐 ねぎ 白菜 椎茸 大根）	7:00 ロールパン バター コーンスープ サラダ 12:00 刺身定食（刺身5切れ ご飯 お吸いもの つけもの 冷奴） 20:00 ピザ	8:30 メロンパン 13:00 うどん 17:00 コーヒー 20:00 牛丼 24:00 ポテトチップス	7:00 納豆定食（ご飯 納豆 みそ汁 つけもの） 13:00 豚めし 19:00 おにぎり（鮭） 24:00 ウインナーロール	8:00 チーズバーガー ハッシュドポテト サラダ 13:00 サンドイッチ おにぎり（梅） 野菜ジュース 19:00 カルボナーラ	7:00 鮭定食（焼鮭 ご飯 納豆 みそ汁 つけもの） 14:00 おにぎり（梅） 17:00 メロンパン うどん
1日の摂取エネルギー	約 1960 kcal	⑪ 約 2060 kcal	約 2313 kcal	約 1898 kcal	約 1830 kcal	約 1700 kcal	約 1570 kcal
運動記録 ⑫							
1日の消費エネルギー	約 400 kcal	約 600 kcal	約 760 kcal	⑬ 約 230 kcal	約 600 kcal	約 300 kcal	約 560 kcal
Check!	☐ ☑ 腹筋1セットできた	☐ ☑ トータル3時間ほど歩いた。腹筋はできず	☐ ☑ 腹筋、ストレッチ、ウォーキングをした	☑ ☐ 腹筋せずに寝てしまった	⑭ ☑ ☑ なるべく階段を使った。腹筋1セットできた	☑ ☐ 腹筋1セットできた	☑ ☑ なるべく階段を使った。腹筋もできた

⑧日付、朝と夜の体重を記入する。
なるべく毎日決まった時刻にはかる。

⑨自分の生活習慣に合わせて、
時刻を記入する。

⑩食事の時刻を記入する。
あいているところに食事内容、
食事量などを書く。

⑪1日の摂取エネルギーを計算し記入
（P59 参照）。

⑫1日で行った有酸素運動・無酸素運動
（P100 ～参照）の個数をぬりつぶす。

⑬1日の消費エネルギーを計算し記入
（P99 参照）。

⑭・1日の摂取エネルギーが適正数値を
下回ったら左のボックスをチェック。
・1日の消費エネルギーが目標数値を
上回ったら右のボックスをチェック。
・空欄はメモ書きとして利用。

今月の目標 － kg：

	16		17		18		19		20		21		22		23		24		25		26		27		28		29		30		31	
	朝	夜	朝	夜	朝	夜	朝	夜	朝	夜	朝	夜	朝	夜	朝	夜	朝	夜	朝	夜	朝	夜	朝	夜	朝	夜	朝	夜	朝	夜	朝	夜

年　　　　　月

kg

kg

スタート

kg

kg

kg

kg

1	2	3	4	5	6	7	8	9	10	11	12	13	14	15
朝 夜	朝 夜	朝 夜	朝 夜	朝 夜	朝 夜	朝 夜	朝 夜	朝 夜	朝 夜	朝 夜	朝 夜	朝 夜	朝 夜	朝 夜

メモ

食事 1日の適正摂取エネルギー

＋ kcal

運動 1日の目標消費エネルギー

－ kcal

月　日(　)	月　日(　)	月　日(　)	月　日(　)
kg　kg	kg　kg	kg　kg	kg　kg
約　kcal	約　kcal	約　kcal	約　kcal
有 有 有 有 有	有 有 有 有 有	有 有 有 有 有	有 有 有 有 有
無 無 無 無 無	無 無 無 無 無	無 無 無 無 無	無 無 無 無 無
約　kcal	約　kcal	約　kcal	約　kcal
□□	□□	□□	□□

食せいかつ日誌

今の自分の体重		目標体重
kg	→	kg

	月　日(　)	月　日(　)	月　日(　)
体　重	kg　kg	kg　kg	kg　kg
食事記録			
1日の摂取エネルギー	約　kcal	約　kcal	約　kcal
運動記録	有 有 有 有 有 無 無 無 無 無	有 有 有 有 有 無 無 無 無 無	有 有 有 有 有 無 無 無 無 無
1日の消費エネルギー	約　kcal	約　kcal	約　kcal
Check!	□□	□□	□□

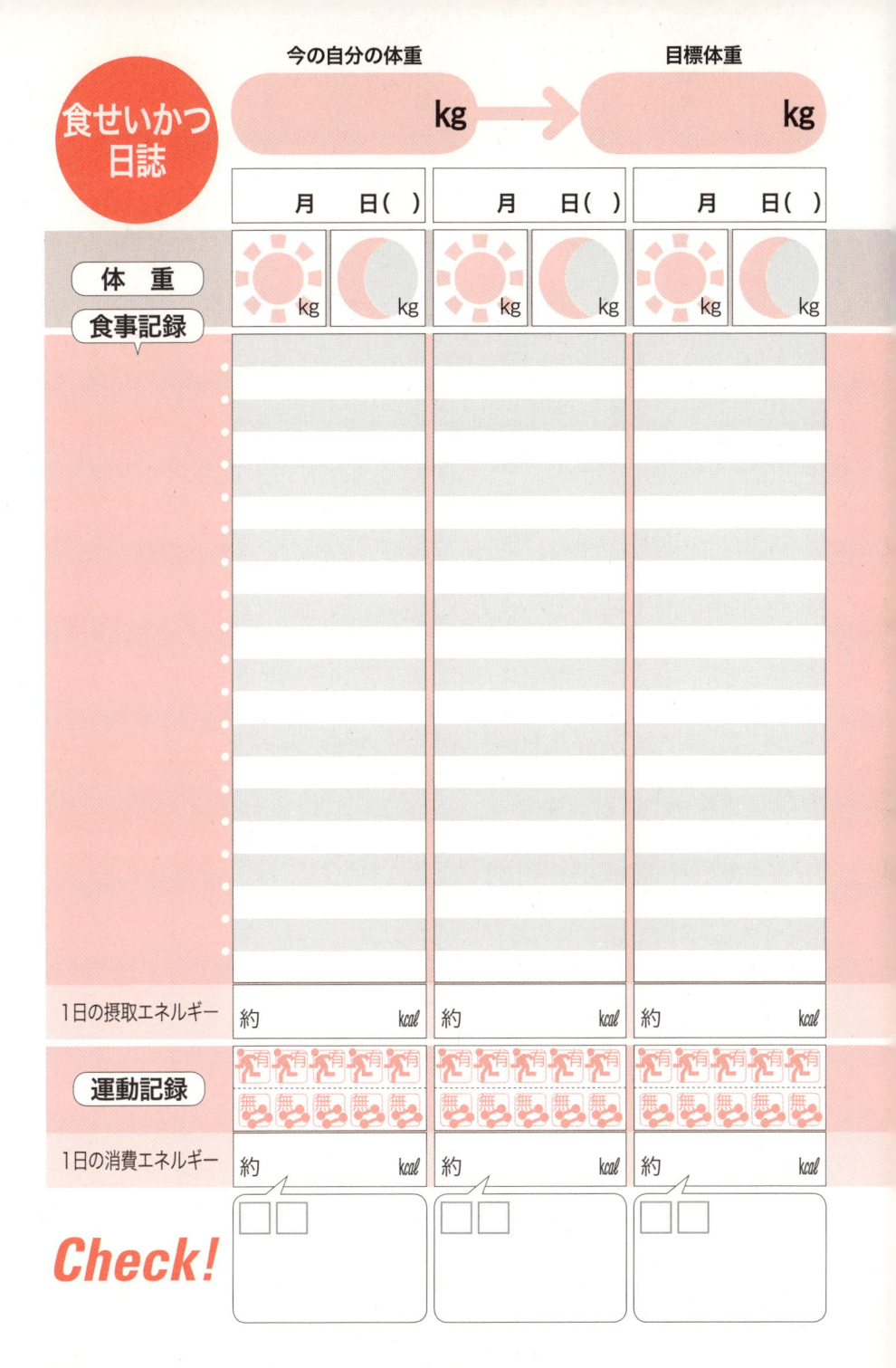

参考文献

「ＮＨＫきょうの健康」日本放送出版協会

「ＮＨＫきょうの健康大百科」日本放送出版協会

「喫煙と健康一喫煙と健康問題に関する検討会報告書」保健同人社

『健診でコレステロール・中性脂肪が高めですよと言われた人の本』

（奈良昌治 中村治雄 著）法研

『元気にやせる！ カロリー事典』（森野眞由美 監修）成美堂出版

『最新　目で見る　カロリーハンドブック』（吉田美香 監修）主婦の友社

「脂質異常症治療のための食事療法」東京逓信病院 栄養管理室

『脂肪細胞のひみつとつきあい方：メタボリックシンドローム』

（松澤佑次 監修／船橋徹 野口緑 著）メディカルトリビューン

『専門医がやさしく教える高脂血症（高コレステロール・高中性脂肪血症）：
コレステロール・中性脂肪を減らす食事と生活の心得』（井藤英喜 著）ＰＨＰ研究所

『専門医がやさしく教える中性脂肪：皮下脂肪・内臓脂肪を減らし、成人病を予防する！』

（西崎統 著）ＰＨＰ研究所

「動脈硬化性疾患予防のための脂質異常症治療ガイド 2008 年版」日本動脈硬化学会

「別冊　ＮＨＫきょうの健康　高血圧　自分で測る・自分で下げる」

（島田和幸 総監修）日本放送出版協会

「別冊　ＮＨＫきょうの健康　コレステロール　減らそう悪玉 増やそう善玉」

（寺本民生 総監修）日本放送出版協会

「別冊　ＮＨＫきょうの健康　糖尿病　自分のために、できること」

（春日雅人 総監修）日本放送出版協会

「別冊　ＮＨＫきょうの健康　メタボリックシンドローム　減らそう！ 内臓脂肪」

（山下静也 総監修）日本放送出版協会

「別冊　ＮＨＫきょうの健康　油断大敵！ 内臓脂肪　動脈硬化予防のガイドブック」

（山下静也 総監修）日本放送出版協会

『ホーム・メディカ安心ガイド　中性脂肪・高脂血症これで安心　改訂新版』

（渡辺清明 総監修）小学館

『よくわかる最新医学　新版中性脂肪とコレステロール：高脂血症を治す』

（石川俊次 著）主婦の友社

宮崎　滋（みやざき　しげる）

東京逓信病院副院長兼内科部長（内分泌・代謝）

1947年生まれ。71年東京医科歯科大学医学部卒業。76年より東京逓信病院内科に勤務。現在は同病院の副院長、内科部長を務める。専門は糖尿病、肥満症。『メタボリック・シンドロームを知る』（三省堂）、『ダイエットの方程式』（主婦と生活社）、『肥満症教室：生活習慣病克服のために』（新興医学出版社）など多数の著書がある。

装丁　石川直美（カメガイ デザイン オフィス）
写真　HIROKAZU JIKE/orion/amanaimages
栄養指導協力　田中裕梨（東京逓信病院栄養管理室 管理栄養士）
本文デザイン　はいちデザイン
本文イラスト　さいとうあずみ
校正　滄流社
編集協力　中山恵子、オフィス201（中村奈々子・小川ましろ）
編集　鈴木恵美（幻冬舎）

健康診断で中性脂肪値が高めの人が読む本

2010年11月10日　第１刷発行

著　者　宮崎　滋
発行人　見城　徹
編集人　福島広司

発行所　株式会社 幻冬舎
〒151-0051　東京都渋谷区千駄ヶ谷4-9-7
電話　03-5411-6211（編集）　03-5411-6222（営業）
振替　00120-8-767643
印刷・製本所　株式会社 光邦

検印廃止

ISBN978-4-344-90202-2 C2077
Printed in Japan
幻冬舎ホームページアドレス　http://www.gentosha.co.jp/
この本に関するご意見・ご感想をメールでお寄せいただく場合は、comment@gentosha.co.jpまで。

幻冬舎の実用書
芽がでるシリーズ

健康診断で
血糖値が高めの人が読む本　及川眞一

1600万人いる糖尿病予備軍の不安と疑問をすべて解消！ 血糖値が高いといわれた人の食事と生活習慣の改善方法、治療の仕方などをやさしく解説。症状が出る前に気を付けたい基本を徹底網羅。　定価(本体1200円+税)

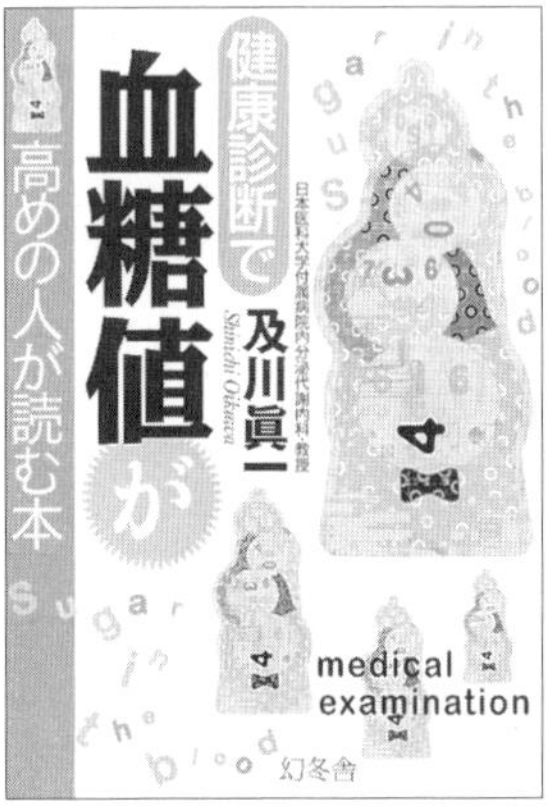

健康診断で
コレステロール値が高めの人が読む本　平野勉

あなたのコレステロール値はなぜ高いのか。食生活の乱れ、運動不足、アルコール、喫煙、ストレス、加齢、遺伝……一つ心当たりがあったら要注意。症状が表れる前の予防のノウハウ、大公開！　定価(本体1200円+税)

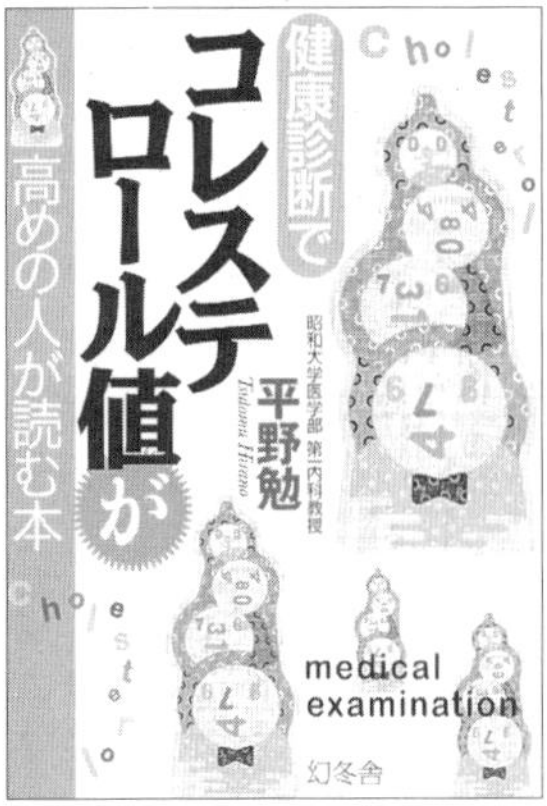